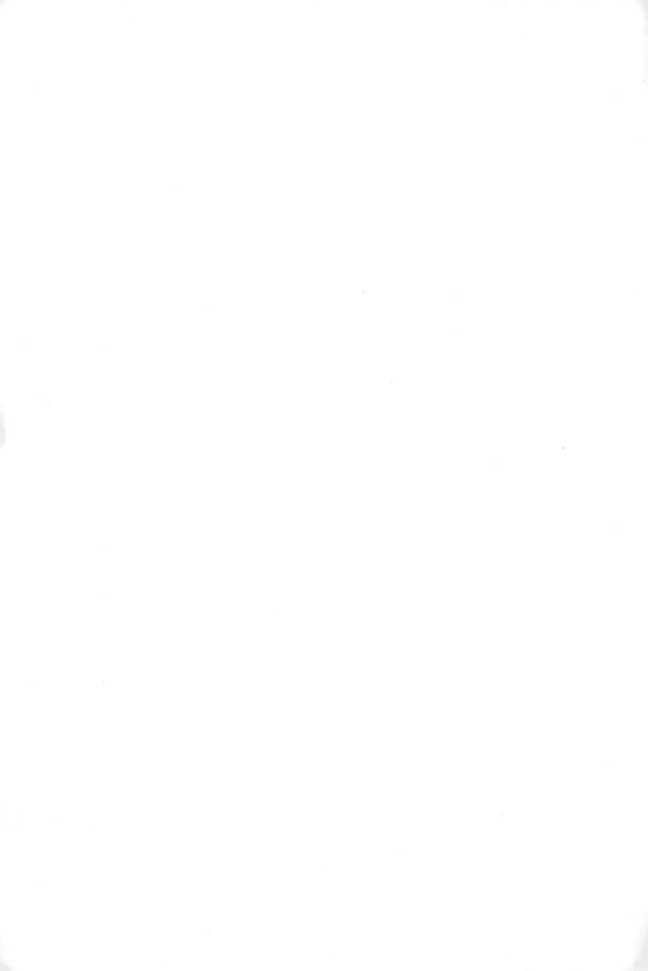

新スタンダード栄養・食物シリーズ 11

栄養教育論

赤松利恵・稲山貴代 編

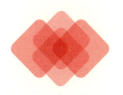

東京化学同人

序

　栄養学を学ぶ者にとって2005年はエポックメーキングな年であった．第一は6月17日に食育基本法が制定されたことであり，第二は"日本人の食事摂取基準（2005年版）"が策定されたことである．食育基本法は国民が生涯にわたって健全な心身を培い，豊かな人間性をはぐくむための食育を推進することを目指して議員立法により成立した法律で，世界に類をみないものである．これに基づいて食育推進基本計画が策定され，5年ごとの見直しでさまざまな取組みが行われている．

　"日本人の食事摂取基準"はそれまで用いられてきた"日本人の栄養所要量"に代わるもので，国民の健康の維持・増進，エネルギー・栄養素欠乏症の予防，生活習慣病の予防，過剰摂取による健康障害の予防を目的としてエネルギーおよび各栄養素の摂取量の基準を示したものである．やはり5年ごとの見直しが行われて2015年4月から適用されるものとして"日本人の食事摂取基準（2015年版）"が策定された．

　いずれも栄養にかかわる者にとって大切な指針であり，食に関する概念が大幅に変わったことに対応して，このたび"スタンダード栄養・食物シリーズ"を全面的に改訂し，"新スタンダード栄養・食物シリーズ"として内外ともに装いを改めた．

　この"新スタンダード栄養・食物シリーズ"は"社会・環境と健康"，"人体の構造と機能，疾病の成り立ち"，"食べ物と健康"などを理解することが大きな3本柱となっており，栄養士，管理栄養士を目指す学生だけでなく，生活科学系や農学系，また医療系で学ぶ学生にとっても役立つ内容となっている．

　全18巻からなる本シリーズの執筆者は教育と同時に研究に携わる者でもあるので，最新の知識をもっている．とかく内容が高度になって，微に入り細をうがったものになりがちであるが，学生の理解を得るとともに，担当する教師が講義のよりどころにできるようにと，調整・推敲を重ねてお願いした．また図表を多用して視覚的な理解を促し，欄外のスペースを用語解説などに利用して読みやすいよう工夫を凝らした．

　2013年には和食がユネスコの無形文化遺産に登録されたが，日本の食文化が世界に認められたものとして栄養学に携わる者としては誇らしいことである．この登録の審査に当たっては栄養バランスに優れた健康的な食生活であるという点が高く評価されたという．本シリーズの改訂にあたっては，和食の食文化は健康維持を図る手段であると考え，今後，食に関する多面的な理解が得られるようにとの思いを込めた．食文化は数百年，数千年と続いた実績の上に成り立っているが，この変わらぬ食習慣の裏付けを科学的に学ぶうえで本シリーズが役立つことを願っている．

　2016年2月

編集委員を代表して
脊　山　洋　右

新スタンダード栄養・食物シリーズ 編集委員会

委員長	脊山 洋右	東京医療保健大学 客員教授, 東京大学名誉教授, お茶の水女子大学名誉教授, 医学博士
委員	赤松 利恵	お茶の水女子大学基幹研究院自然科学系 教授, 博士(社会健康医学)
	飯田 薫子	お茶の水女子大学基幹研究院自然科学系 准教授, 博士(医学)
	池田 彩子	名古屋学芸大学管理栄養学部 教授, 博士(農学)
	石川 朋子	お茶の水女子大学ヒューマンライフイノベーション研究所 特任准教授, 博士(医学)
	板倉 弘重	茨城キリスト教大学名誉教授, 医学博士
	市 育代	お茶の水女子大学基幹研究院自然科学系 講師, 博士(農学)
	一色 賢司	日本食品分析センター 学術顧問, 北海道大学名誉教授, 農学博士
	稲山 貴代	首都大学東京人間健康科学研究科 准教授, 博士(スポーツ医学)
	大塚 譲	戸板女子短期大学食物栄養科 教授, お茶の水女子大学名誉教授, 農学博士
	香西 みどり	お茶の水女子大学基幹研究院自然科学系 教授, 博士(学術)
	金子 佳代子	横浜国立大学名誉教授, 保健学博士
	河原 和夫	東京医科歯科大学大学院医歯学総合研究科 教授, 医学博士
	久保田 紀久枝*	東京農業大学総合研究所 教授, 神奈川工科大学応用バイオ科学部 客員教授, お茶の水女子大学名誉教授, 学術博士
	倉田 忠男	お茶の水女子大学名誉教授, 新潟薬科大学名誉教授, 農学博士
	小松 龍史	同志社女子大学生活科学部 教授, 保健学博士
	近藤 和雄*	東洋大学食環境科学部 教授, お茶の水女子大学名誉教授, 医学博士
	渋井 達郎	日本獣医生命科学大学応用生命科学部 教授, 農学博士
	新藤 一敏	日本女子大学家政学部 教授, 博士(農学)
	鈴木 恵美子	お茶の水女子大学基幹研究院自然科学系 教授, 農学博士
	須藤 紀子	お茶の水女子大学基幹研究院自然科学系 准教授, 博士(保健学)
	辻 ひろみ	東洋大学食環境科学部 教授, 修士(栄養学)
	冨永 典子	お茶の水女子大学名誉教授, 理学博士
	野口 忠	東京大学名誉教授, 中部大学名誉教授, 農学博士
	畑江 敬子*	お茶の水女子大学名誉教授, 理学博士
	藤原 葉子	お茶の水女子大学基幹研究院自然科学系 教授, 博士(学術)
	本田 善一郎	お茶の水女子大学保健管理センター 所長・教授, 医学博士
	本間 清一*	お茶の水女子大学名誉教授, 農学博士
	丸山 千寿子	日本女子大学家政学部 教授, 医学博士
	村田 容常(まさつね)	お茶の水女子大学基幹研究院自然科学系 教授, 農学博士
	森田 寛(ゆたか)	大学評価・学位授与機構研究開発部 客員教授, お茶の水女子大学名誉教授, 医学博士
	森光 康次郎	お茶の水女子大学基幹研究院自然科学系 教授, 博士(農学)

(＊編集幹事, 五十音順)

まえがき

　栄養教育は，管理栄養士の核となる業務です．1996年，公衆衛生審議会長より厚生大臣に意見具申された"生活習慣に着目した疾病対策の基本的方向性について"は，管理栄養士にとっても大きな転機となるものでした．"成人病は生活習慣がおもな原因"であるとし，"生活習慣病"の概念導入においてなされた議論の過程で，小児期からの生涯を通じた健康教育の推進の意義とその成果への期待がより鮮明になったのです．その翌年には，21世紀の管理栄養士等のあり方検討会（厚生省）が発足，2000年栄養士法の一部改定に伴い，管理栄養士の業務はより明確になりました．三つにまとめられた業務内容のうち二つは栄養の指導，すなわち栄養教育です．生活習慣の改善について，国民のみならず，国の政策としても管理栄養士に対する期待は高く，専門家として根拠に基づく栄養教育の実践が求められる社会になったわけです．

　効果的な栄養教育の実施には，栄養学や食品学など専門基礎科目で学ぶ知識のほかに，本書で学ぶ栄養教育の方法論が必須です．なぜなら，健康の維持増進や疾病予防の改善に関する専門知識を学習者に上手く伝え，それを習慣として実践してもらうためには，そこに，誰もが共通理解をもつことができる科学的な根拠となる，行動科学を基盤とした教育方法論が必要だからです．また，生活習慣の改善には，学習者の知識や態度の向上だけでなく，学習者を取巻く周囲の環境や社会の有り様も重要な役割を果たします．そのため，本書にある行動経済学や生態学なども含めた環境整備についての理解も必要になります．

　本書は，旧版の"スタンダード栄養・食物シリーズ　栄養教育論"を一新して，新たに書き下ろした"新スタンダード栄養・食物シリーズ　栄養教育論"です．管理栄養士国家試験ガイドラインに準拠していますが，ガイドラインの項目にとどまらず，関連する情報は，本文横の欄外に注を加えたり，コラムや付録として掲載し，栄養教育をより深く学べるようにしました．また，4章のライフステージ・ライフスタイル別栄養教育の展開では，栄養教育の学習が単なる理論だけの学習にならないよう，個別と集団の栄養教育の事例を掲載しています．栄養教育の中身となる応用栄養学や臨床栄養学，公衆栄養学で学ぶ内容とあわせて，学習を進めてください．

　日本だけでなく，国際社会においても，さまざまな分野から"健康"に熱い視線がなげかけられ，さまざまな視点で議論がなされています．国民や社会からの管理栄養士への期待に応えるべく，21世紀にふさわしい管理栄養士像に向かって進まなければなりません．本書がその目標達成に役立つことを願っています．

　2016年3月

担当編集委員　赤　松　利　恵
　　　　　　　稲　山　貴　代

第11巻 栄養教育論

執筆者

會^{あい}退^{ぬき} 友 美　　東京家政学院大学現代生活学部 助教, 博士(学術) [§4・1, §4・2]

赤 松 利 恵　　お茶の水女子大学基幹研究院自然科学系 教授, 博士(社会健康医学)
　　　　　　　　　　　　　　　　　　　　　　　　　　　　　　　　　[第1章, §2・1, §2・2]

稲 山 貴 代　　首都大学東京人間健康科学研究科 准教授, 博士(スポーツ医学)
　　　　　　　　　　　　　　　　　　　　　　　　　　　　　　　[§2・3, §4・6, §4・7]

岩 部 万 衣 子　青森県立保健大学健康科学部 助教, 修士(保健学) [§3・6, §4・3]

小 澤 啓 子　　女子栄養大学短期大学部食物栄養学科 専任講師, 博士(栄養学)
　　　　　　　　　　　　　　　　　　　　　　　　　　　　　　　[§2・6, §4・4, §4・5]

串 田 　 修　　畿央大学健康科学部 講師, 修士(保健学) [§3・1〜§3・5]

長 幡 友 実　　東海学園大学健康栄養学部 准教授, 博士(理学) [§2・4, §2・5]

([ ]内は執筆担当箇所, 五十音順)

目 次

1. 栄養教育の概念 ……………………………………………………………………… 1
- 1・1 栄養教育の目的・目標 ………………………………………………………… 1
- 1・2 栄養教育の対象と機会 ………………………………………………………… 6

2. 栄養教育のための理論的基礎 …………………………………………………… 9
- 2・1 栄養教育と行動科学 …………………………………………………………… 9
- 2・2 行動科学の理論とモデル ……………………………………………………… 10
- 2・3 栄養カウンセリング …………………………………………………………… 21
- 2・4 行動変容技法と概念 …………………………………………………………… 28
- 2・5 組織づくり・地域づくりへの展開 …………………………………………… 35
- 2・6 食環境づくりとの関連 ………………………………………………………… 40

3. 栄養教育マネジメント …………………………………………………………… 48
- 3・1 健康・栄養状態に影響を及ぼす要因のアセスメント ……………………… 48
- 3・2 栄養教育の目標設定：意義と方法 …………………………………………… 51
- 3・3 栄養教育計画立案 ……………………………………………………………… 53
- 3・4 栄養教育プログラムの実施 …………………………………………………… 58
- 3・5 栄養教育の評価 ………………………………………………………………… 59
- 3・6 栄養教育マネジメントで用いる理論やモデル ……………………………… 61

4. ライフステージ・ライフスタイル別栄養教育の展開 ………………………… 68
- 4・1 妊娠・授乳期の栄養教育 ……………………………………………………… 68
- 4・2 乳幼児期の栄養教育 …………………………………………………………… 75
- 4・3 学童期・思春期の栄養教育 …………………………………………………… 82
- 4・4 成人期の栄養教育 ……………………………………………………………… 89
- 4・5 高齢期の栄養教育 ……………………………………………………………… 96
- 4・6 傷病者の栄養教育 ……………………………………………………………… 102
- 4・7 障がい者の栄養教育 …………………………………………………………… 110

付　録

A．関連法規
- 1. 栄養士法(抄) ……………………………… 120
- 2. 健康増進法(抄) …………………………… 121
- 3. 食育基本法(抄) …………………………… 123
- 4. 地域保健法(抄) …………………………… 126
- 5. 母子保健法(抄) …………………………… 127
- 6. 学校保健安全法(抄) ……………………… 128
- 7. 学校給食法(抄) …………………………… 129
- 8. 学校教育法(抄) …………………………… 130
- 9. 労働安全衛生法(抄) ……………………… 130
- 10. 特定健康診査及び特定保健指導の実施に関する基準(抄) ……………………… 132
- 11. 介護保険法(抄) …………………………… 133
- 12. 障害者の日常生活及び社会生活を総合的に支援するための法律(抄) ……………… 134

B．国の推進計画
- 1. 健康日本21(第二次) ……………………… 135
- 2. 第2次食育推進基本計画 ………………… 139
- 3. 健やか親子21(第2次) …………………… 139
- 4. 特定健康診査・特定保健指導 …………… 140

C．ガイド・指針
- 1. 食生活指針 ………………………………… 141
- 2. 食事バランスガイド ……………………… 141
- 3. 妊産婦のための食生活指針 ……………… 142
- 4. 授乳・離乳の支援ガイド ………………… 142
- 5. 身体活動基準2013とアクティブガイド(身体活動指針) ………………………… 143
- 6. 健康づくりのための休養指針 …………… 144
- 7. 健康づくりのための睡眠指針2014：睡眠12箇条 ………………………………… 144

索　引 ……………………………………………… 145

1 栄養教育の概念

❶ 栄養教育の定義が説明できる．
❷ 健康教育・ヘルスプロモーションの定義が説明できる．
❸ 栄養教育において扱う生活習慣を理解する．
❹ 栄養教育におけるさまざまな対象と機会を理解する．

1・1 栄養教育の目的・目標

1・1・1 栄養教育と健康教育・ヘルスプロモーション

a. 管理栄養士の役割における栄養教育の位置づけ　管理栄養士は，社会の人々のより良い食生活をサポートする栄養・食の専門家である．その食生活のサポートの方法は，大きく二つに分けられる（図1・1）．一つは食べ物や食事を提供しサポートする方法，そしてもう一つが健康や栄養・食に関する情報を提供しサポートする方法である．前者の方法は"給食経営管理"であり，後者の方法が"栄養教育"である．栄養教育論では後者の内容を学ぶ．実際の現場ではこの二つを分けることは難しく，食べ物と情報の提供が同時に行われる場面が多い．

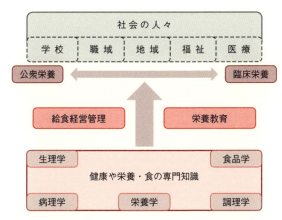

図1・1　管理栄養士の役割における栄養教育の位置づけ　"学校，職域など"や"生理学，食品学など"は，栄養教育の場および健康や栄養・食の専門知識にあげたそれぞれの例である．

栄養教育論では，食や栄養の情報をどのように伝え，毎日の食生活に取入れてもらうか，その方法論を学ぶ．栄養学や食品学などで学んだ専門基礎科目が伝える情報になる．情報を伝える方法が良い方法であっても，その内容が正しくなけ

れば，人々の望ましい食生活はサポートできない．また逆に，他教科で学んだ専門知識を上手く伝え，それを実践してもらわなければ，人々の望ましい食生活につながらない．つまり，社会の人々のより良い食生活をサポートするためには，健康や栄養・食の専門知識およびそれを伝える方法論の両方が必要である．

栄養教育の場は，人々の特性によって大きく二つに分けられる．一つが医療の場における栄養教育であり，対象は疾患をもった人たちである．病院における栄養相談がこれにあたる．もう一つが健康の維持増進を中心に行う栄養教育であり，学校における食育や地域・職場における健康教室といった栄養教育がこれにあたる*．

> * 栄養教育論と給食経営管理論では方法論を学ぶ．その実践の場の学問として，公衆栄養学と臨床栄養学が位置づけられる．たとえば，学校で授業時間などを使って実践される食育は栄養教育論での方法論，学校給食は給食経営管理論での方法論が活かされる．

b. 栄養教育の定義　栄養教育の定義を考えるうえで，欠かせないキーワードが**行動変容**である．栄養教育は，"栄養素"について"教育"することと捉えられることが多い．しかし，実際に栄養について知識があったとしても，健康は獲得できない．知識を行動として実践し，習慣化することで，健康の維持増進が期待できる．

健康教育の定義の一つに"健康に関する知識と実践のギャップを埋めること"

> 行動変容：behavioral change

> 栄養士法：付録 A-1 (p.120) 参照

栄養士法における管理栄養士の定義

管理栄養士は，わが国において食に関する唯一の国家資格である．その役割は栄養士法（1947年公布）とよばれる法律の中に定められている．

> 管理栄養士とは，厚生労働大臣の免許を受けて，管理栄養士の名称を用いて，
> ① 傷病者に対する療養のため必要な栄養の指導，
> ② 個人の身体の状況，栄養状態等に応じた高度の専門的知識及び技術を要する健康の保持増進のための栄養の指導，並びに
> ③ 特定多数人に対して継続的に食事を供給する施設における利用者の身体の状況，栄養状態，利用の状況等に応じた特別の配慮を必要とする給食管理及びこれらの施設に対する栄養改善上必要な指導等を行うことを業とする者
> （栄養士法 第1条2項）

従来，管理栄養士と栄養士の業務は明確に区別されてこなかったが，2000年の栄養士法改正（2002年施行）により，上記のとおり，管理栄養士は高度な専門的知識と技術を用いて，傷病者を中心とした人々の食生活を支援する専門家として役割が示された（疾病をもつ患者対象の場合は，主治医の指導を受けなければならない）．なお，栄養士は各都道府県知事，管理栄養士は厚生労働大臣の免許を受けてこれらの業務に従事する．

栄養教育と食育

栄養教育と**食育**の定義はしばしば議論になるが，コンセンサスがとれた明確な定義はない．一般的に栄養教育は，健康や栄養に関することを扱い，食育はそれらに加え，食文化や食物生産・流通など，食に関する幅広い内容を扱うと考えられている．しかしながら，この考え方は栄養教育を狭い意味で捉えた考え方であり，栄養教育の目標を達成するためには，栄養教育においても，食文化や食物生産・流通など，栄養が直接関係ないことも扱う．たとえば，野菜の摂取を促進する栄養教育において，野菜がどのような食べ方がされているのか（食文化），野菜を入手しやすい地域なのか（食物生産・流通）が関連する．このように，栄養教育と食育は，密接に関係している．

という定義がある．栄養教育も同様であり，栄養に関する知識を毎日の生活の中で実践することが栄養教育での目標となる．したがって，栄養教育とは"栄養素"レベルを超えた"食生活"レベルまでの内容を含み，かつ知識提供型の教育を超えた教育をさし，以下のように定義される．

> **栄養教育の定義**
> - 健康および生活の質（QOL）の向上を目指す．
> - 自発的な実践を支援する．
> - 食物選択のほか，食や栄養に関する行動を扱う．
> - 環境整備を含むさまざまな教育的技法を組合わせて行う．
> - 計画し実施する．
> - さまざまな場（個人，組織，コミュニティ，政策レベル）で行う．

● 健康および生活の質（QOL）の向上を目指す．

生活の質（**QOL**：quality of life）とは，その個人が満足するより良い状態をさす．つまり，栄養教育の目的には，仕事や趣味で充実した毎日を送ることも含まれる．また近年，**食関連QOL**も重視されている．たとえば，苦手な食べ物がある子どもにとって，栄養バランスのとれた食事を摂ることは身体的な健康に必要であるが，無理やり食べさせることよって食事の時間が苦痛な時間になれば，QOLは下がる．栄養教育ではQOLの概念も視野に入れる必要がある．

食関連QOL：食事がおいしい，楽しいといった，食に関する生活の質．

● 自発的な実践を支援する．

栄養教育において，教育者はあくまでも"支援"という立場にある．それは，栄養教育が個人のQOLの向上を目的とし，主役が学習者にあるという考え方に基づいて行われるためである．教育者が学習者の望まない行動を無理やりさせるのではなく，学習者自身が自発的に行動を実践させることが学習者の健康とQOLの向上につながる．

● 食物選択のほか，食や栄養に関する行動を扱う．

われわれの健康状態には，食べ物からの栄養摂取状況が影響する．したがって，その食べ物を"食べるかどうか"すなわち"食物選択"は栄養教育で重要な食行動になる．栄養教育では，"栄養素"など"食べ物"に焦点が当てられるのではなく，それを食べる"人"が教育の中心になる．食物選択行動以外の食行動，たとえば，調理や食べ方などの行動も栄養教育で対象となる．

● 環境整備を含むさまざまな教育技法を組合わせて行う．

食物選択には，個人要因（嗜好，態度，知識やスキルなど）と環境要因（周囲の店，季節，地域など）が関連するため，栄養教育には，個人への働きかけだけでなく，環境への働きかけも含まれる．また，個人への働きかけのなかには，直接個人へ働きかける方法（栄養カウンセリングや栄養教室など）以外に，リーフレットの配布やメディアを活用した情報提供など，不特定多数への働きかけが含まれる．

● 計画し実施する．

PDCA（plan-do-check-act）サイクルにのっとって行われるものが栄養教育

である．つまり，栄養教育の対象となる学習者および教育に必要な事項をアセスメントし，その結果に基づいた目標設定を行い，計画を立てる．このように計画的に実施されるのが栄養教育であり，偶然的なことで食習慣が変容した場合，それは正式な栄養教育に含まれない．たとえば，テレビでたまたま見た番組によって食習慣が変わった場合は，栄養教育に含まれない．

● さまざまな場（個人，組織，コミュニティ，政策レベル）で行う．

教育的技法と同様，実施場所もさまざまである．個人に対して行われる栄養カウンセリングも，国が食生活の指針などを発表することも，栄養教育である．栄養教育の目標に合わせた教育的技法や場の選択が求められる．

c. 健康教育とヘルスプロモーション 栄養教育は**健康教育**の一つである．健康教育には，ほかにたとえば運動教育や禁煙教育などが含まれる．健康教育は狭い意味で捉えると，"健康的な生活を送るために健康について教育すること"になるが，健康的な生活を送るためには，個人が知識をもっているだけでは限界があり，環境への働きかけも必要になる．よって，健康教育は栄養教育の定義と同様に，"健康やQOLの向上を目指し，人々が健康な行動を自発的にとれるよう，意図的に計画された環境整備を含むさまざまな教育技法の組合わせ"と，環境整備も含まれた定義が一般的である．

ヘルスプロモーションは，1986年世界保健機関（**WHO**）において，"人々が自らの健康をコントロールし，改善できるようにするプロセスである"と定義された*．この改善方法の中には個人に対する直接的な働きかけ（狭義の意味での健康教育）と環境への働きかけ（環境整備）が含まれる．ヘルスプロモーションの定義はしばしば人が坂道を登っている図を用いて説明される（図1・2）．ある人がQOLに向かって，健康というボールを前に推し進めている（健康を高めようとしている）．坂道をスムーズに登るためには，自身が力をつける（健康教育を受ける）ことが必要であるが，坂道が緩やかになる（環境を整備する）と登りやすくなる．

WHO: World Health Organization

* 一般的に"健康"というと，"身体"と"心（精神）"と考えられるが，WHOによると健康は，"身体的，精神的，社会的に良好な状態"とされている．このように，WHOの"健康"の定義には，社会（環境）が含まれる．身体的・精神的に問題がなかったとしても，人とのつながりがなく，社会から孤立した状態である場合は，健康であると言いがたいという考え方である．

食習慣："食べる"，"調理する"といった食行動が日常生活の中で毎日繰返されたもの．健康状態に影響を与えるのは，1回の行動ではなく，習慣的な行動であるため，栄養教育では食習慣を改善させることが目標となる．研究では，ある"行動"を取上げ，習慣化の研究を進めるため，行動変容といったように，"行動"の言葉が使われている．

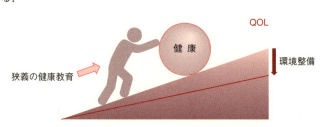

図1・2 ヘルスプロモーションにおける健康教育と環境整備［島内憲夫，助友裕子，"ヘルスプロモーションのすすめ"，p.21，垣内出版(2000)より改変］

1・1・2 栄養教育と生活習慣

a. 栄養教育で扱う生活習慣 食生活は他の生活習慣との関連が深い．したがって，栄養教育を行う際，食習慣以外の生活習慣を無視することはできない．たとえば，減量にはエネルギー摂取を控えるだけでなく，エネルギー消費（運動習慣）を増やすことも必要である．食べ過ぎ防止にストレスマネジメント（睡

眠・休養習慣）が必要なこともある．

　また，生活習慣のなかには，互いに関連が強い生活習慣もあり，一つが起こるともう一つの生活習慣が起こる可能性が高くなることがある．たとえば，朝起きる時間が不規則な人（睡眠習慣）では，朝食時間も不規則になる可能性が高い．朝起きる時間を一定にすれば，朝食時間も一定になる可能性が高い．つまり，栄養教育で食習慣を変えようとするとき，必ずしも食習慣だけに焦点を当てる必要がないということである．栄養教育においては，学習者の生活習慣全体をみる必要がある．

> **食習慣以外のおもな生活習慣**
> - 身体活動・運動習慣
> - 飲酒習慣
> - 喫煙習慣
> - 睡眠・休養習慣

　わが国では食生活を始めとしたさまざまな生活習慣の指針を作成している[*1]．栄養教育を行う際，これらの指針も参考になる．

*1 生活習慣の指針については付録C（p.141）参照.

b. 栄養教育で扱う"食"　栄養教育で扱う"食"にはいくつかのレベルがある（図1・3）．健康状態に直結するのは栄養状態であり，それには栄養素摂取量が影響する．したがって，"栄養素"レベルの知識も望ましい食生活を送るうえで必要である．しかし，実際の生活で，われわれは食物・料理から栄養成分を摂取しているため，その栄養成分が何に含まれているか，"食物"や"料理"レベルの教育がないと，生活では実践できない．さらに，料理の組合わせ，すなわち"食事"レベルの教育が必要である．加えて，食事時間や食べる速さなど，食べ方も健康に影響することから，"食生活"レベルでの教育も必要である．

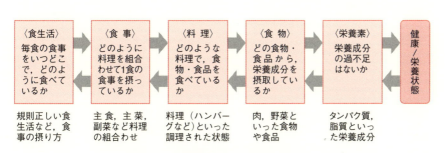

図1・3　栄養教育で扱う"食"のレベル

　管理栄養士は栄養教育の目標に合わせて，どのレベルの教育が必要なのかを考えて進めなければならない．どのレベルでの教育も望ましい食習慣には必要であるが，"栄養素"レベルで栄養教育を行うと，サプリメントなどの健康食品の利用を促しかねない．より良い食生活のためには"食事"や"食生活"レベルの栄養教育も含めることが必要である[*2]．

*2 **日本人の食事摂取基準**を満たし，人々を健康的な食行動に導くガイドとして，わが国では**食事バランスガイド**（付録C-2, p.141参照）が発表されている．料理を組合わせて栄養バランスのとれた食事を摂ることが重要であることを示したものである．

1・2 栄養教育の対象と機会

1・2・1 ライフステージ・ライフスタイルからみた対象と機会

栄養教育では，すべての人が栄養教育の学習者となる．学習者一人一人，背景が異なるため，まとめて同じグループとすることは難しいが，ライフステージの切り口からみると，学習者の特徴を把握することができる（図1・4）．

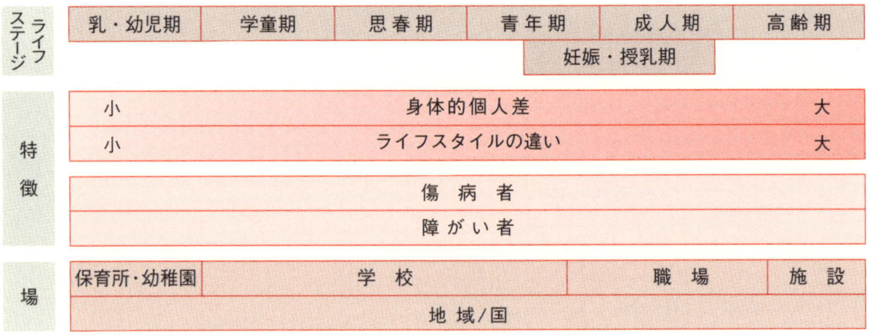

ライフステージ	乳・幼児期	学童期	思春期	青年期	成人期	高齢期
				妊娠・授乳期		
特徴	小		身体的個人差			大
	小		ライフスタイルの違い			大
			傷病者			
			障がい者			
場	保育所・幼稚園	学校			職場	施設
			地域/国			

図1・4 ライフステージを中心に見た栄養教育における学習者の特徴と場

ライフステージは，妊娠・授乳期，乳・幼児期，学童期，思春期，青年期，成人期，高齢期といったように，人生の節目ごとに段階を分けたものである．妊娠・授乳期を除き，年齢を主体に分けられている．ライフステージによって異なる点は，まず心身の状態があげられる．またその状態は，子どものころの個人差は小さいが，年齢が進むにつれ差は広がり，高齢期では年齢という枠で一括りにすることは難しくなる．

この差を広げる一つの要因として，年齢が上がるにつれ，ライフスタイルの違いが現れてくることがあげられる*．子どものころは学校に通い，昼食は給食を食べるといった生活を送っているが，大学生になると起床時間や食事時間に個人差が出てくる．さらに成人期に入って，会社勤めをする人，自営業の人，シフト制や夜勤の仕事に就く人など，ライフスタイルは多種多様になる．生活習慣全体の中で，食習慣を考える必要があることから，栄養教育においては，学習者のライフスタイルの把握は必須である（第4章参照）．

* 入学，結婚・離婚，出産，就職・退職など，人生における節目のことをライフイベントという．ライフイベントがあると，精神的なストレスがかかるだけでなく，生活時間や様式が変わることが多く，生活習慣や健康状態に変化が現れやすい．

表1・1 予防医学の3段階

レベル	内容
一次予防	健康増進，疾病予防
二次予防	早期発見，早期治療，重症化予防
三次予防	再発予防，リハビリテーション

1・2・2 健康状態からみた対象と機会

健康状態を考慮した予防医学の観点で学習者の特徴を考えると，**一次予防**，**二次予防**，**三次予防**の三つに分けることができる（表1・1）．たとえば，成人期に

おいて，職場で行われる禁煙教育などの健康教育は一次予防である．早期発見・早期治療を目的に受診する人間ドックは，二次予防にあたる．また，循環器疾患で入院し，社会復帰のためにリハビリテーションを受けた場合，これは三次予防にあたる．このように，成人期といった同じライフステージであっても，健康状態によって学習者の特徴は異なる．

健康状態に関連して，障害の種類・程度によって学習者の食生活の特徴は異なる．栄養教育ではライフステージ，ライフスタイルに合わせて，健康状態も考慮しなければならない*．

* 傷病者の栄養教育については§4・6（p.102），障がい者の栄養教育については§4・7（p.110）参照．

1・2・3　個人・組織・地域社会のレベル別にみた対象と機会

栄養教育をどの単位で行うかによって，その方法は異なる（図1・5）．これは，実施する管理栄養士がどの立場にいるかにも関係する．たとえば，臨床の場で働く管理栄養士では，個人を対象とした栄養教育（栄養カウンセリング）を実施することが多い．この場合，学習者個人の目標を設定し，その達成度を評価する．また，同じ疾患をもった患者を対象とした集団教育（例：糖尿病教室）も臨床の場で実施されるが，この場合も基本的には学習者個人の目標達成度が評価の対象となる．

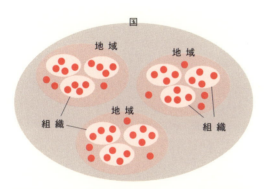

図1・5　個人・組織・地域社会のレベル別の栄養教育の機会　●は個人をさす．個人レベルの栄養教育は，地域における病院などの臨床の場において実施されるとともに，学校など組織の中でも行われる．

一方，組織に所属する管理栄養士の場合，組織単位で栄養教育の計画を立て，実施し評価を行う．たとえば学校では，学校全体での食育年間計画に基づき，食育が実施されている．計画を実施するなかで，個人を対象とした栄養教育（例：食物アレルギー児の個別相談）や集団を対象とした栄養教育（例：教科科目と連携した食育の授業），さらに食環境整備（例：給食時間の確保）が行われる．食育の評価は，学年単位でも行われるが，最終的には学校全体（すなわち組織）として評価が行われる．学習者が所属するおもな組織は，ライフステージによって異なる（図1・4参照）．勤労者は各職場における労働安全衛生に関する計画に基づいて，健康管理が行われている．

組織より大きい単位が地域社会である．わが国では，各自治体が地域住民の健

康維持増進を目的とした健康や栄養に関する推進計画を実施している．組織における栄養教育と同様，計画を実施するなかで，個別の栄養教育（例：乳幼児健診時の食生活相談）や集団を対象とした栄養教育（例：保健センターで実施される健康教室，食育イベント）が行われる．地域社会レベルの栄養教育の特徴として，環境整備があげられる．たとえば，地域では自治体独自の活動としてヘルシーレストランの認定を行っているところもある．

国レベルになると，国が直接個人に働きかけることはない．そこで，各自治体や組織と共同して目標を目指す．地域の健康推進計画は，国レベルで定められた日本国民全体を対象とした推進計画を参考に作成される．国レベルでの栄養教育は環境整備が中心となるが，ここには法規制も含まれる．たとえば，栄養教育に関連が深い法律として，**健康増進法**および**食育基本法**があげられる．これらの法律に基づいて，国民を対象とした健康や食に関する推進計画が立てられ実施されている*．さらに，国はわが国の食生活の指針を作成し，国民全体の食生活の方向性を示している．

健康増進法：付録 A-2（p.121）参照．
食育基本法：付録 A-3（p.123）参照．
* 国の推進計画については付録 B（p.135）参照．
食生活指針：付録 C-1（p.141）参照．

2 栄養教育のための理論的基礎

1 栄養教育における行動科学の必要性を説明できる．
2 おもな行動科学の理論・モデルと行動変容技法を理解し，栄養教育に応用できる．
3 栄養カウンセリングの基本的技法を理解する．
4 栄養教育における食環境整備を理解する．

2・1 栄養教育と行動科学

2・1・1 行動科学の定義

栄養教育は，対象者の健康および生活の質（QOL）の向上を目指して行われる．そのためには，単に知識を伝えるだけではいけない．栄養や食に関する知識を実践につなげる支援が必要である．行動を変えるために必要な学問が**行動科学**である．

行動科学: behavioral science

> **行動科学の定義**
> 人の行動を**総合的**に**理解**し，**予測・コントロール**しようとする**実証的経験**に基づく科学

行動科学は，心理学，社会学，生物学など，人の行動に関わるさまざまな学問を基礎として生まれた学問であり，人の行動をある一つの側面からみるだけでなく，総合的に捉える．人の行動は複雑である．他人の行動どころか自分の行動ですら，どうしてその行動をとるのか説明するのは難しい．行動科学では，その複雑な行動を"理解"するところから始まる．"理解"することによって，次はこうなるのではないかと"予測"したり，こうするためにはどうしたらよいかその行動を"コントロール"することが可能になる．行動を"理解"する手助けになるのが，理論やモデルである．理論やモデルは統計的な研究結果に基づいてつくられた．すなわち実証的経験に基づいて開発されたものである．

2・1・2 行動科学における理論やモデル

行動科学はさまざまな**理論**や**モデル**を提唱している．これらは，心理学や社会学，公衆衛生学などの研究から誕生したものである．基本的に，理論はより普遍的であり，基礎的な研究に基づく．一方，モデルは実践現場への適応のために開発されたものが多く，理論をもとにしているものも含まれる．理論やモデルは，

変数とよばれる**概念**から構成されており，理論やモデルを超えて，類似した概念がみられる場合もある（図2・1）.

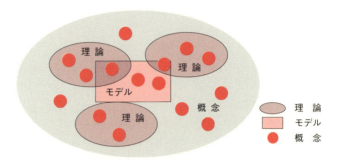

図2・1　行動科学における理論，モデル，概念の関係

行動科学の理論やモデルを栄養教育において効果的に活用するためには，行動科学の利点と注意点を理解することが必要である．

- 利　点
  ・複雑な行動を整理し，理解できる
  ・勘に頼らない系統立った計画の立案と実践ができる
  ・行動変容の過程を把握することができる
- 注意点
  ・行動のすべてを説明することはできない*
  ・特徴と限界を理解し，目的に合わせて使い分ける

* 行動には，性，年齢，人種などの属性，居住地域，家族などの環境も大きく影響する．

2・2　行動科学の理論とモデル

2・2・1　刺激-反応理論

刺激-反応理論: stimulus-response theory（S-R theory）

刺激-反応理論は，動物実験から誕生した古典的な理論であるが，人の行動を考えるうえでも，非常に参考になる．刺激-反応理論は，"行動は刺激による反応である"という考え方を基本に置く（図2・2）．刺激-反応理論は，**レスポンデ**

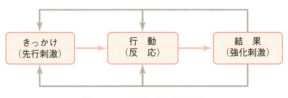

図2・2　刺激-反応理論

ント条件づけ（または古典的条件づけ）と**オペラント条件づけ**（または道具的条件づけ）からできている．

レスポンデント条件づけは，きっかけ（先行刺激）により，行動（反応）が起

こるという考え方である．これは，パブロフの犬の実験から生まれた（図2・3）．
犬は最初ベルの音ではよだれを出さないが，ベルの音を流しながら餌を与え続け
ることで，餌がなくても，"ベルの音"というきっかけによって，よだれを出す
という反応を起こす．

パブロフ：I.P. Pavlov

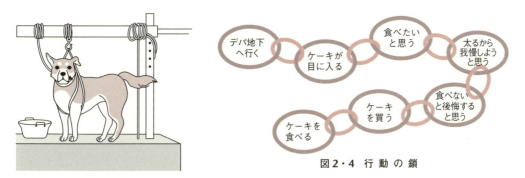

図2・3 パブロフによるレスポン
デント条件づけの実験

図2・4 行動の鎖

われわれの日常生活の行動も刺激と反応で説明できる．たとえば，"デパ地下
に行くとケーキを買って食べてしまう"という行動を細かくみると，鎖のように
刺激と反応が連なっている（図2・4）．"食べる"きっかけを探すことで，どこ
を切ったら"食べる"行動につながらないか考えることができる．その方法に
は，刺激に働きかける方法と反応に働きかける方法がある．前者は**刺激統制**，後
者は**反応妨害・拮抗**や**行動置換**とよばれる*．

オペラント条件づけは，先行刺激による反応の結果が新たな刺激（強化刺激）
となって，次の行動（反応）を起こすという考え方である．これは，スキナーに
よる実験によって考えられた（図2・5）．レバーを押すと餌が出てくるというし

* 刺激統制については
§2・4・1（p.28），反応妨
害・拮抗については§2・4・
2（p.29），行動置換につい
ては§2・4・3（p.29）参照．

スキナー：B.F. Skinner

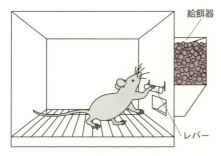

図2・5 スキナーによるオペラント条件づけの実験

かけがされた箱にネズミを入れる．最初，ネズミはレバーを押すと餌が出てくる
ことを知らないが，一度レバーを押し（行動），餌が出てくる（強化刺激）こと
を知ると，またレバーを押すという行動を起こす．

このように，行動を繰返すようにさせることを**オペラント強化**（§2・4・4参
照）とよぶ．オペラント強化には，正の強化と負の強化がある．ネズミの実験の

ように，ネズミにとって餌という望ましい結果（正の強化子）によって，行動が繰返し起こることを**正の強化**という．一方，望ましくない結果を取除くことで，行動が繰返し起こるようになることを，**負の強化**という（表2・1）．逆に，望ましくない結果（負の強化子）をプラスすることで，行動を弱めることもできる．たとえば，喫煙を止めようとしたとき，喫煙すると罰金（望ましくない結果）を支払うとすると，禁煙しやすい（行動が弱まる）．習慣的な行動にどのような強化刺激があるのかを探し，変容させたい方向（すなわち，促進させたいのか，弱めたいのか）によって，強化刺激をプラスするか，取除くかを考えるとよい．

表2・1 オペラント強化のマトリクス[a]

	プラスする	取除く
望ましい結果 （正の強化子 例：褒める）	行動を促進する （正の強化）	行動を弱める
望ましくない結果 （負の強化子 例：叱る）	行動を弱める	行動を促進する （負の強化）

a) 足達淑子，"栄養指導のための行動療法入門"，p.113，医歯薬出版（1998）より改変．

2・2・2 ヘルスビリーフモデル

ヘルスビリーフモデル：
health belief model

罹患性：susceptibility

重大性：severity

ヘルスビリーフモデルは，公衆衛生の分野で疾病予防行動を説明するモデルとして開発された（図2・6）．このモデルの特徴として，まず，**疾病に対する脅威の認知**が疾病予防行動に影響し，疾病に対する脅威の認知は**疾病に対する罹患性の認知**と**疾病に対する重大性の認知**の二つの認知が関係しているとした点があげられる．つまり，ある病気を怖い（脅威）と認めることが予防行動につながるということである．"その病気は重大な病気だ"という気持ちだけでなく，"自分はその病気に罹るだろう"という気持ちがないと怖いという気持ちにならない．"この病気になると大変だ"という重大性を高めるだけでなく，"自分がその病気に罹りそう"と思わせることも，行動変容に必要である．

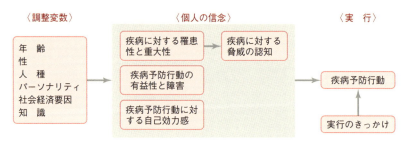

図2・6 ヘルスビリーフモデル

* 意思決定バランスについては§2・4・6（p.31）参照．

もう一つ特徴としてあげられることが**疾病予防行動の有益性の認知**と**疾病予防行動の障害の認知**が疾病予防行動の実行に関係しているという点である．この概念は，**意思決定バランス***とよばれる．人はある行動の実行に迷うとき，行動を

実行することによる有益性と障害の両方を考える．そして，障害より有益性の方を高く見積もると，行動の実行可能性は高くなる．栄養教育において，"～を食べるとこんなにいいことがあります"といったアドバイスは有益性を高める．有益性だけでなく，障害（例：手間や時間がかかる）を減らすアドバイスを行うことで，行動の実行可能性は高くなる．障害が高いということは，"できない"と思っていることであり，すなわち**自己効力感**（セルフ・エフィカシー）が低い状態である．障害を減らすことで，自己効力感も高くなり，行動の実行可能性はさらに高まる．

2・2・3 トランスセオレティカルモデル

トランスセオレティカルモデルは，行動が変わる過程には段階があることを提唱したモデルである．そのことから，行動変容段階モデルとよばれることもある．トランスセオレティカルモデルには，大きく二つの概念が含まれる．その一つが行動変容の過程を**準備性**（レディネス）によって分けた**変容の段階**であり（表 2・2），もう一つが行動変容段階を経ていく過程で起こる変化の状態である**変容の過程**である（表 2・3）．禁煙行動の研究では，変容の段階は五つ[*1]，変容の過程は 10 個確認されている[*2]．

表 2・2 変容の段階

行動変容段階	定 義
前熟考期（無関心期）(precontemplation)	この先，6 カ月以内に行動を変えようと考えていない時期
熟考期（関心期）(contemplation)	この先，6 カ月以内に行動を変えようと考えている時期
準備期 (preparation)	1 カ月以内に行動を変えようと考えている，あるいは徐々に始めている時期
実行期 (action)	新しい行動を始めてまだ 6 カ月以内の時期
維持期 (maintenance)	新しい行動を始めて 6 カ月以上たった時期

行動変容過程は，認知的変容過程と行動的変容過程に分けられ，認知的変容過程は準備性が低い段階で確認されることが多く，行動的変容過程は，準備性の高い段階で確認されることが多いといわれている．健康教育では，行動変容段階へ進ませるために，行動変容過程を活用する．

トランスセオレティカルモデルは，複数の理論を統合したモデルであるため，行動変容過程でみられる内容は他の理論で提唱される行動技法や概念と重なるものが多い[*3]．また，トランスセオレティカルモデルは，意思決定バランスと自己効力感とも関連が深い．行動変容段階が進むにつれて，意思決定バランスの有益性は高まり障害は低くなり，自己効力感は高くなる．

有益性: benefit
障害: barrier
セルフ・エフィカシー: self-efficacy
自己効力感: ヘルスビリーフモデルが発表された当初（1974 年）は自己効力感の概念はモデルに含まれていなかった．しかし，1988年ヘルスビリーフモデルの開発者であるローゼンストック（I. M. Rosenstock）らが自己効力感の概念は必要であると認め，モデルに追加した．
トランスセオレティカルモデル: transtheoretical model
レディネス: readiness
変容の段階: stages of change
変容の過程: processes of change

[*1] 維持期の後に，終了期（termination）という時期を設定し，変容の段階を六つとする場合もある．終了期とは，逆戻り（relapse）する誘惑がまったくない，100 % 自信がある時期のことをさす．

[*2] トランスセオレティカルモデルは禁煙教育で開発されたモデルであるため，行動変容段階の分け方や行動変容過程の内容，また変容段階と変容過程の関係が食行動でも同じようにいえるとは限らない．たとえば，体重管理に応用した研究では，変容の過程は 12 個確認されたという報告もある．

[*3] 名称は異なるが，変容の過程の内容は，他の理論やモデルと重なるものが多い．自己の再評価は意思決定バランス，自己の解放は目標宣言，行動契約，援助関係の利用はソーシャルサポート，強化のマネジメントはオペラント強化である（§2・4 参照）．

表2・3 変容の過程

変容の過程	定 義
意識の高揚† (consciousness raising)	健康行動の変容のために，新しい情報を探し学ぶ過程
感情的体験† (dramatic relief)	不健康行動によるリスクについて，恐怖や不安といった否定的な感情を経験する過程
環境への再評価† (environmental reevaluation)	不健康行動による周囲へのネガティブな影響あるいは健康行動による周囲へのポジティブな影響について考える過程
自己の再評価† (self-reevaluation)	行動変容が自分にとって重要であると考える過程
社会的解放† (social liberation)	社会的規範が行動変容を支援する方向に変わっていることに気づく過程
自己の解放 (self-liberation)	行動変容をすると決心する過程
行動置換 (counterconditioning)	より健康的な行動や認知に置き換える過程
援助関係の利用 (helping relationship)	行動変容に必要なソーシャルサポート*を探し，活用する過程
強化のマネジメント (contingency management)	行動変容ができたときのための報酬を増やし，不健康行動の報酬を減らす過程
刺激統制 (stimulus control)	不健康行動のきっかけを除き，健康行動のきっかけを増やす過程

† 認知的変容の過程．

* ソーシャルサポートについては §2・2・6 (p.16) 参照．

2・2・4 計画的行動の理論

計画的行動の理論: theory of planned behavior
行動意図: behavioral intension
態度: attitude
主観的規範: subjective norm
知覚された行動のコントロール感: perceived behavioral control
合理的行動の理論: theory of reasoned action

計画的行動の理論は，"人がある行動を行う前には，その行動を実行しようと考える"という考え方を基本とする理論である．これは，行動意図とよばれる概念であり，ほかにはみられない特徴的な概念である．計画的行動の理論における**行動意図**は，**態度，主観的規範，知覚された行動のコントロール感**の三つの変数で説明される（図2・7）．計画的行動の理論の前に発表された合理的行動の理論は，この三つの変数のうち，態度と主観的規範の二つの変数で行動意図を説明する理論である．

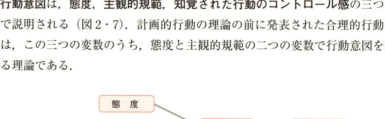

図2・7 計画的行動の理論

態度とは，行動に対する価値観であり，行動に対する信念（例：この行動をとるとこういう結果がある）と行動の結果に対する評価（例：行動の結果は自分にとって価値がある）からなる．主観的規範は，行動に対する周囲の規範であり，

周囲からの期待の自覚（例：周りはその行動を自分に期待していると思っている）とその期待に応えたいという動機からなる．知覚された行動のコントロール感は，自分自身がその行動をどの程度コントロールできると考えているかであり，自己効力感と似た概念である*．

計画的行動の理論の発展した形として，**行動予測の統合モデル**がある．これは，行動意図と行動の間に，スキルと環境条件の変数が加わったモデルである．

* 後に開発者の1人であるフィッシュバイン（M. Fishbein）は，知覚された行動のコントロール感を自己効力感とよんでいる．

行動予測の統合モデル：integrative model of behavioral prediction
スキル：skill
環境条件：environmental constraint

2・2・5 社会的認知理論

社会的認知理論は，社会的学習理論として発表された理論が後に改名され，誕生した理論である．社会的認知理論は，"人は社会的な環境や状況において，経験や観察，コミュニケーションを通して，学習する"ことを主張している．

社会的認知理論は，後にさまざまな理論に影響を及ぼす．特に**自己効力感**（セルフ・エフィカシー）は，他の理論やモデルとの関係性が確認され，行動を予測する概念として，健康教育において欠かせない．自己効力感は，結果期待とセットで社会的認知理論の中で紹介されている（図2・8）．**結果期待**は，ある行動をとる前に，その行動をとった後，どういう結果が起こるかという結果のイメージをさす．しかし，結果期待がいくら自分にとって有益なものでも，できるという気持ちがなければ，人はその行動を実行しない．自己効力感は，このできるという気持ちのことをさす．なお，結果期待に対応させ，効力期待とよぶこともある．

社会的認知理論：social cognitive theory
社会的学習理論：social learning theory

結果期待：outcome expectation

効力期待：efficacy expectation

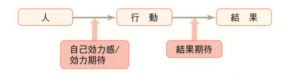

図2・8 社会的認知理論 自己効力感と結果期待．

自己効力感は，次の4点（表2・4）を情報源とするといわれている．これらを上手く活用すると自己効力感を高めることができる．

自己効力感に影響を与える情報源として取上げられているように，社会的認知理論では，周囲の環境との関係が強調されている．**相互決定主義**は，人の行動

相互決定主義：reciprocal determinism

表2・4 自己効力感が変化する情報源

情報源	自己効力感との関係
遂行行動の達成	過去に成功した経験や似たような経験があると，自己効力感が高まる．
代理的経験	周りの人の行動を観察したり，話を聞いたりすることで，自己効力感が高まる．
言語的説得	周りから，"できる"と言われたり，自分自身"できる"と思ったりすることで，自己効力感が高まる．
情動的喚起	生理状態（ドキドキするなど）は情動（不安など）を喚起し，自己効力感は変化する．生理状態や情動をコントロールすることで，自己効力感を高める．

16   2. 栄養教育のための理論的基礎

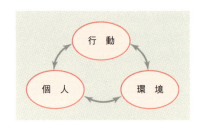

図2・9 社会的認知理論
相互決定主義.

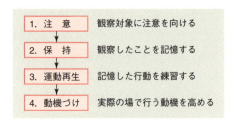

図2・10 観察学習の四つの過程

は，環境と個人の態度などの認知と相互に関係し合っているという考え方である（図2・9）．環境は人の考え方や行動に影響を及ぼすが，人も環境に影響を及ぼし，かつ自分の行動をコントロールする．

観察学習は，他人の行動を観察することで行動を獲得する学習方法であり，モデリングとよばれる*．観察学習には，図2・10に示す四つの過程がある．

社会的認知理論は，人は自分自身の行動をコントロールできることも提案した．これは**自己制御**とよばれる．自己制御は六つの方法によって行われる（表2・5）．

観察学習: observational learning
モデリング: modeling
自己制御: self-regulation

* 観察する対象，すなわち手本のことをモデル（model）とよぶ．モデルは，自分に似た者の方が学習は進む．たとえば，中高年男性の減量教室において，若い女性の成功体験の話は，モデルになりにくい．

表2・5 自己制御の六つの方法

方法	内容
セルフモニタリング	自分自身の行動を観察すること
目標設定	変化によって得ることを明確にすること
フィードバック	行動の実践に対する評価や改善に関する情報を得ること
自己報酬	自分自身にご褒美をすること
自己教示	行動の実践前や実践過程で，行動の実践について，自分に語りかけること
ソーシャルサポートの活用	自己制御の過程を支援してくれる人を見つけること

2・2・6 ソーシャルサポート

ソーシャルサポート: social support

ソーシャルサポートは，社会的なつながりの中でやりとりされる内容である．社会的なつながりがあったとしても，その間でやりとりがない場合もある．健康行動に影響を及ぼすのは，実際のやりとりであるソーシャルサポートである．ソーシャルサポートの定義はさまざまあるが，表2・6に示す四つの種類がよく知られている．

ソーシャルネットワーク: social network

社会的なつながりのことを，**ソーシャルネットワーク**とよぶ．ソーシャルネットワークは，近所に住んでいるといった物理的環境だけで築かれるものではなく，趣味が似ていることや頻繁に会うといったことも，ソーシャルネットワークとして発展する．

ソーシャルサポートは，複数の理論やモデルで，行動変容に必要な概念としてあげられている．栄養教育においては，どのようなつながりがあるのか（ソー

シャルネットワーク），そしてその間でどういう支援が行われているのか（ソーシャルサポート）を考え，ソーシャルサポートを得られるアドバイスを行うことが大切である．

表 2・6 ソーシャルサポートの種類

種類	内容
情動的サポート	同情，愛，心配といった感情的なサポート
道具的サポート	実際使う物やサービスといった物質的サポート
情報的サポート	役立つ情報やアドバイス
評価的サポート	行動に対する評価を伴うアドバイス

2・2・7 コミュニティオーガニゼイション

コミュニティオーガニゼイションは，"コミュニティが共通の課題を見つけ，資源を活用して，目標達成に向かって取組む過程"をさす．社会福祉の分野で提唱され，1980年代になってヘルスプロモーションの分野で活用されるようになった．**コミュニティビルディング**も似た概念である．

コミュニティオーガニゼイションに関連するモデルは複数ある．最も知られている考え方は，コミュニティオーガニゼイションを**地域開発**，**ソーシャルプランニング**，**ソーシャルアクション**の三つに分ける考え方である．地域開発は，コミュニティをつくり上げる過程に焦点を当て，ソーシャルプランニングは，課題解決に焦点を当てている．ソーシャルアクションは，その二つが合わさったもので，コミュニティをつくり，その力を高め，課題解決に取組む．

コミュニティオーガニゼイションの考え方は，地域や組織において，栄養教育を行うときに活用できる．たとえば，ある地域で野菜摂取の増加を目的とした事業に取組もうとした場合，地域の保健医療従事者だけがその事業を動かすのではなく，地域住民を含め多様な業種の人にも計画段階から参加してもらう．同じ問題意識をもち，一つの目標に向かって役割分担し，それぞれの得意な分野で一つの目標に向かって取組む．特定の分野の人や外部からの専門家が取組むより事業は成功する可能性が高く，その後，その取組みの効果は地域に根付く．

エンパワメント，**コミュニティキャパシティ**，**ソーシャルキャピタル**は，コミュニティオーガニゼイションの主要な概念である（表 2・7）．コミュニティの課題を解決し，より良いコミュニティにするためには，コミュニティの能力（コミュニティキャパシティ）を高めなければならない．ソーシャルキャピタルはコミュニティキャパシティの一つの指標になる．コミュニティの中で，ネットワークが広がり，その間でソーシャルサポートのやりとりが増えることは，ソーシャルキャピタルが高まることである．このように，コミュニティにすでにある資源を伸ばしていくこと（エンパワメント）が，コミュニティに根付く取組みにつながっていく．

コミュニティオーガニゼイション: community organization

コミュニティ: 特定の関心を共有する個人の集まり．

コミュニティビルディング: community building

表2・7 コミュニティオーガニゼイションに関連する主要な概念

概念	内容
エンパワメント （empowerment）	個人や地域に，すでに備わっている資源を伸ばしていく過程（§2・5・4参照）
コミュニティキャパシティ （community capacity）	コミュニティのもっている能力
ソーシャルキャピタル （social capital）	コミュニティメンバーの信頼，互酬性の規範，ネットワークを含んだコミュニティの特徴を表す概念（§2・5・5参照）

2・2・8 イノベーション普及理論

イノベーション普及理論：
diffusion of innovation

イノベーションとは，新しい商品，技術，考え方などあらゆる新しいものをさす．**イノベーション普及理論**は，"どのようにしてイノベーションを社会に普及していくかその方法を提案する理論"である．

イノベーション普及理論では，イノベーションが社会に普及していく過程を五つの段階で説明している．まず，イノベーションは開発され，広まる（伝播）．そして，人々がそれを採用し，実行・維持される．この過程は時間とともに進んで行く（図2・11）．イノベーションは，まず革新者や初期少数採用者とよばれる新しい情報により速く関心を寄せる人たちから採用されていく．初期採用者は周りに広めることに熱心であることから，それに続く初期多数採用者とよばれる人たちは，かなりの数を占めるようになる．

開発：development
伝播：dissemination
採用：adoption
実行：implementation
維持：maintenance

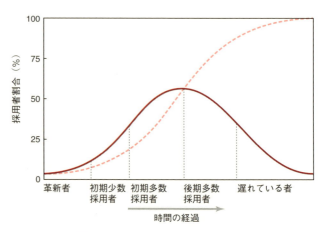

図2・11 イノベーション普及理論

イノベーションが広まっていく速さは五つの特徴で決まる（表2・8）．栄養教育においては，地域や社会で望ましい食行動を広めたいときに使える．たとえば，職域において"野菜摂取量を増やす"行動を普及させたい場合，社員食堂のメニューのなかで他のメニューより価格を抑える（相対的優位性），利用者の嗜好にあった味つけにする（適合性），野菜の効能を書いたポップをつけ目につきやすい場所にメニューを置く（複雑性），試食キャンペーンを行う（試行可能性），野菜メニューの器の色を統一し食べていることがわかるようにする（観察可能性）．

表 2・8 イノベーションが普及する速さに関連する特徴

概念	内容
相対的優位性（relative advantage）	競合する相手より優れているか.
適合性（compatibility）	対象者のニーズに合っているか.
複雑性（complexity）	イノベーションの利用が複雑でないか.
試行可能性（trialability）	本格的に取入れる前に試すことができるか.
観察可能性（observability）	イノベーションの採用が周囲から観察できるか.

2・2・9 コミュニケーション理論

コミュニケーションとは，言葉や記号，しぐさなどを用いて，情報や感情などメッセージを相互に交換する過程である．送る側と受ける側はそれぞれ，送り手，受け手とよばれ，メッセージを伝える媒体のことをチャネルとよぶ（図2・12）．コミュニケーションは，個人・組織・社会レベルといったさまざまなレベルで行われる．チャネルもレベルによって異なる（表2・9）．

コミュニケーション理論：communication theory

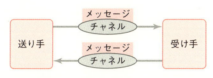

図 2・12 コミュニケーション

表 2・9 コミュニケーションレベルによるチャネルの例

コミュニケーションレベル	チャネルの例
個人（受け手の状況がわかる）	カウンセリング，電話・メール相談
集団（受け手一人一人の状況はわからないが，受け手が誰だかわかる）	研修会，組織内キャンペーン，会報
不特定多数（受け手を特定できない）	新聞，ラジオ，テレビ，インターネット

コミュニケーションは，大きく**言語的コミュニケーション**と**非言語的コミュニケーション**に分けられる．受け手は，送り手から発信されるすべてを総合してメッセージを受取っている．言語的コミュニケーションは，言語に関するコミュニケーションである．信頼のおける内容を受け手の関心や理解度に合わせて発信しなければならない．非言語的コミュニケーションには，送り手の表情やしぐさ，服装，声のトーンや大きさ，文字の大きさやフォント，色やイラストなどが含まれる．

コミュニケーションは，単に情報を伝えるだけでなく，情報によって考え方を変え，行動を変容させること，すなわち"説得"することを目的としている*．"説得"まで至るおもな過程は，注意，理解，受容，記憶である．メッセージが

* 知識（knowledge）が増え，態度（attitude）が変わり，行動（behavior）が変わることを，それぞれの頭文字をとり KAB モデルとよぶ.

あっても，それに注意を向けなければならない．しかし，注意しても，それが理解できないといけない．理解できても，価値観などに合わなければ受容されない．受容されても，記憶できなければ行動に移らない．これらの過程を乗り越えるためには，受け手の特徴やニーズを把握し，受け手に合ったチャネルとメッセージでコミュニケーションを行う必要がある．コミュニケーションの結果，何がどの程度変化したかを評価することで，説得の程度がわかる．これを**メディアエフェクト**とよぶ．

> メディアエフェクト: media effect

近年，健康・栄養教育におけるコミュニケーションで，行動経済学の考え方を採用する動きがみられる．人は意思決定を行う際，直感で判断する過程（**システム1**）と，よく考えて判断する過程（**システム2**）がある．時間がない，関心が低い，知識が不足している場合などでは，直感で判断することが多い．これを**ヒューリスティック**とよぶ．人は複雑な問題解決を行う際，暗黙のうちに簡便な方法で解決しようとする傾向がある．ヒューリスティックには，バイアスを含むことが多く，表現の方法で受け手のメッセージの受止め方が異なる（表2・10）．マーケティングでは，この特性を利用し，直感で判断させるメッセージで広告をうつ．誤解をうまないよう広告には規制があるが，消費者自身が企業の広告を批判的にみるスキルを身につける必要がある．

> ヒューリスティック: heuristic

表2・10 言語的コミュニケーションにおける行動経済学の活用例

	内容	具体活用例
フレーミング効果	同じ事象をポジティブ（あるいはネガティブ）なフレームで発信する．	"脂肪20%"の肉と"赤身80%"の肉では受け止め方が異なる．
感情的ヒューリスティック	統計的なデータより，ある事例を物語（ナラティブ, narrative）として伝える．	体験談をドキュメンタリーとして説明する方が，感情的に伝わり，行動変容の動機が高まる．
アンカリング効果	関連する情報を最初に出す．	"食塩従来商品6gから4gに"と書く方が，"食塩4g"だけの表示より少ないと感じる．

> ヘルスコミュニケーション: health communication
>
> ヘルスリテラシー: health literacy
>
> リスクコミュニケーション: risk communication
>
> リテラシー: リテラシーは，文字の読み書きができる能力のことであるが，多量の情報が入手できる今日では，情報や知識を活用する能力と解釈されることが多い．
>
> * 情報一般のリテラシーのことを，情報リテラシーとよび，メディアに特化したリテラシーを，メディアリテラシーとよぶ．たとえば，栄養教育で取上げられる健康食品の広告の批判的な読み方は，メディアリテラシー教育である．

コミュニケーションにおいて，健康情報に関するコミュニケーションを**ヘルスコミュニケーション**とよぶ．食や栄養に関するコミュニケーションは，このヘルスコミュニケーションに含まれる．ヘルスコミュニケーションでは，受け手が適切な情報を収集し，理解し，活用できるかが重要になる．このスキルのことを**ヘルスリテラシー**とよぶ*．

さらに，コミュニケーションのなかで，リスクに関するコミュニケーションを**リスクコミュニケーション**とよぶ．食の安全性に対する関心が高まっていることから，栄養教育においても，リスクコミュニケーションが取上げられることが多くなっている．リスクとは，ある行動をとる（あるいはとらない）ことによる危険の可能性である．すなわち，リスクコミュニケーションでは，不確実なことをコミュニケーションしており，受け手がとるべき行動（答え）はわからない．双方向のコミュニケーションの中で，意見を一致させ，答えを出すことがリスクコミュニケーションでの目的となる．

2・3 栄養カウンセリング

2・3・1 行動カウンセリングにおける栄養カウンセリング

カウンセリングは，個人のもつ悩みや不安などの心理的問題について話し合い，解決のための援助・助言を与えることである．カウンセリングが心の問題の解決を目的とするのに対し，**行動カウンセリング**は，問題となる行動（不適応な行動）の変容を目的とする．どうしてそのような行動を起こすのか，あるいは行動をしないのか，行動変容の技法を用いて援助・助言が行われる．

栄養カウンセリングは行動カウンセリングに含まれ，心理カウンセリングと区別される栄養教育の学習形態の一つである．クライアントが抱えるさまざまな問題行動のうち，食行動の変容に焦点を当てて行動カウンセリングの技法を用いて支援する（表2・11）．したがって，面談の中で栄養・食生活のアセスメントを行い，話し合いながらクライアントとともに目標を設定し，解決策を考え，クライアントの行動変容を支援し，その結果を評価し，フィードバックし，次の改善目標につなげるという一連の栄養教育マネジメントに沿って実施する．

行動カウンセリング: behavioral counseling
栄養カウンセリング: nutrition counseling

カウンセリング: 専門的面接助言技術のうち，精神療法のように医療に限定されたものを除いたものの総称．クライアントとの間の信頼関係を保ち，受容，傾聴し，心理過程を相互確認していく．気づきや自己実現をとおして人格成長と行動改善が期待される．

行動と心理学: 心理学に行動が重要なのは，行動が① 客観的な測定の対象となる，② 状況や他者に実質的に影響を与える，③ 主観的印象や信念よりもその人の本質を端的に表すなどの理由による．

クライアント（client）とカウンセラー（counselor）: クライアントは来談者（相談を求めて来所する人物）をさす（クライエントということもある）．広義には，依頼者，客，訴える者．医学的にはカウンセリングを受けようとする動機づけをもつ来談者をいう．カウンセラーは，カウンセリングを行う治療者．

表2・11 栄養カウンセリングと心理カウンセリングの特性

	栄養カウンセリング	心理カウンセリング
実施者	高度な栄養学的知識やスキルをもつ専門家（管理栄養士など）	精神医学や心理学などの学問を修めた専門家（精神科医，臨床心理士など）
目的	食生活の問題の解決	心の問題の解決
焦点	食行動	心の状態
目標	アセスメントに基づき，目標設定を行う．目指すのは健康・栄養状態の維持や改善であり，ひいてはQOLの向上をねらう．	あらかじめ解決のための目標が決まっているわけではない．
内容	栄養・食生活に関する姿を示し，そのための望ましい食習慣にたどりつく途中で立ちはだかる課題や解決策について話し合う．	心理的な問題について答えを探し，解決に向けた方法を話し合う．

行動カウンセリングの5Aアプローチ

assess, advise, agree, assist, arrange の頭文字をとって，5Aアプローチとよばれる方法で進められる．

assess（評価）	クライアントの習慣や行動変容の準備性を評価する[†1]．
advise（アドバイス）	クライアントに必要な情報を専門的な見地からアドバイスする．
agree（同意）	クライアントの同意を得ながら進める．カウンセラー主導ではなく，最終的な決定は，クライアントが行う．
assist（支援）	クライアントの行動変容を支援する．
arrange（調整）	クライアントの行動の継続を支援する[†2]．

†1 行動は，たまたまとった行動ではなく習慣的な行動が対象となる．
†2 変容した行動が習慣化されるまで，フォローすることが重要である．

栄養カウンセリングの特徴は，クライアントとカウンセラーで，行動変容にたちはだかる課題について話し合いながら，解決を進めていく点にある．栄養カウンセリングを進めていく途中，目標を見失ってしまったり，違う方向に向かってしまうこともある．その場合，軌道修正がよいのか，あるいは目標そのものを修正するのか，話し合いながら進めていく．そのため，モニタリングが重要な意味をもつ（表 2・12）．

栄養カウンセリングは，病院やクリニックなどの医療機関でのカウンセリングのほか，定期健診や面談，特定保健指導，健康・栄養相談会などでも実施される．その場合，保健センター，福祉センター，健診センター，保育園や学校，職場，居宅などが場となる．カウンセリングの環境は，プライバシーを守ること，集中することができる場が望ましい．個室が確保できない場合は，パーテーションな

表 2・12 栄養カウンセリングを行ううえでの態度と倫理ならびに留意点

対人業務であることを意識する．	相手に不愉快な思いを与えない．挨拶，言葉遣い，身だしなみなどに注意する．特に初回の印象は，その後のカウンセリングに影響する．
自身の健康管理に留意する．	クライアントを気持ちよく迎えるためにも，しっかりと自身の身体的・精神的な健康管理を行う．
クライアントの主体性を尊重する．	行動変容を行うのは，あくまでもクライアントである．クライアントが主体的に取組まなければ，行動変容，さらには習慣化はできない．クライアントが主体的に取組むことを支援するという立場を守る．
クライアントに対して偏見をもたない．	クライアントは，国籍，宗教，人種，文化，経済的背景などさまざまであり，全員が同じ価値観や考え方をもっているわけではない．クライアントの一部を見て判断したり，偏見をもったりしない．
管理栄養士とクライアントの関係性を守る．	不必要に互いのプライバシーに立ち入らない．あくまでも，クライアントの食生活を支援する立場であることを忘れない．
クライアントの個人情報を適切に管理し，保護に努める．	カウンセリングで得たクライアントの情報を正当な理由なく，他の人に漏らしてはいけない．また，情報の管理は厳重に行う．（下記コラム参照）
管理栄養士としての役割を認識する．	クライアントのすべての問題に対応できるわけではない．心理カウンセリングが必要な問題が出てきた場合は，専門家（精神科医，臨床心理士など）に相談する，あるいはクライアントに専門家を紹介するなどの対応をとる．

SNS（social networking service）：個人間のコミュニケーションを目的とした，社会的ネットワークが構築できるサービス．

栄養カウンセリングでやってはいけないこと

個人情報の守秘義務に違反するような行為は，職業倫理上，許されない．Twitter，Facebook，ブログなど，ソーシャルネットワーキングサービス（SNS）を通した個人情報の曝露が大きな社会問題となっている．匿名であったとしても，SNSへの投稿という行為そのものに倫理的問題がある．個人情報の管理にも十分注意を払うべきである．パソコンのウイルス感染によって，ハードディスクに保存した個人情報が流出する事故も増えている．パソコンを適切に管理するだけでなく，メモも含め，記録用紙をデスクに広げたまま席を立たない，他者が簡単に見ることができるような場所に情報を保管しないなど，注意を払うべきことはたくさんある．

どを用いてカウンセリングの場所を確保する．照明，周りの音，空調，におい，清潔さなどにも配慮する．

2・3・2 ラポールの形成

ラポールとは，信頼でつながった良好な人間関係のことをさす．ラポールの形成は，カウンセリングの初期段階において，特に重視される（表2・13）．クライアントの主体性を尊重する，偏見をもたないという態度が基本である．また，常に"クライアントは成長する力をもっている"というクライアント中心の考え方をもつことが重要である．カウンセラーは，クライアントの主体性を信じ，成長しようとする力を妨げるものを取除き，クライアントのもつ力を発揮させ，伸ばすことを念頭に支援を行う．このようなアプローチは，エンパワメントアプローチにつながる．

表2・13 ラポールの形成に重要なポイント

受容的態度	クライアントができた，できなかったにかかわらず，どのような状況においても無条件で受入れる．状況や相手によって態度を変えない．
共感的理解	クライアントの気持ちに共感し，理解しようとする．相手と同じ気持ちになる同情とは異なる．
真実性	カウンセラーの思いや感じていること，考えていることと，実際に表現していることを一致させる．

2・3・3 栄養カウンセリングの基礎的技法

栄養カウンセリングは，栄養や食生活に関する問題を解決し，望ましい食習慣を身につけることを目的としている．行動や習慣を変容させるわけであるから，栄養カウンセリングで用いられる基本的な考え方や技法に加え，行動変容の考え方と技法*も重要となる（表2・14）．

傾聴は，文字どおり，熱心に耳を傾けて注意深く聴くことであり，最も重視される技法である．傾聴では，クライアントに関心をもち，クライアントが言いた

表2・14 栄養カウンセリングで用いる技法

カウンセリングの基本的技法	行動変容のための技法*
傾 聴	刺激統制
受 容	反応妨害・拮抗
要 約	行動置換
開かれた質問と閉ざされた質問	オペラント強化＝随伴性の管理
沈 黙	認知再構成 意思決定バランス 目標宣言，行動契約 セルフモニタリング 自己効力感（セルフ・エフィカシー） ストレスマネジメント ソーシャルスキルトレーニング

ラポール（ト）（rapport）：疎通性．広義には，治療者と患者との間の意思の疎通をさす．主として言語伝達の良否が問題となる．狭義には，さらに深い共感の成立を意味する．両者の感情の伝達交流は良好で，相互の了解が可能である．

クライアント中心療法（client-centered therapy）：精神分析的カウンセリングを批判する形で，ロジャース（C.R. Rogers）（米国，1951年）が提唱した．カウンセラーが中心となる指示的なカウンセリングではなく，クライアントが中心となるカウンセリングこそ，クライアントがカウンセリングの過程で成長でき，本来のカウンセリングができる．

共感と同情：共感は，① 他人の考え・行動に，まったくそのとおりだと感ずること．同感．② 他人の体験する感情を自分のもののように感じとること．同情は，他人の苦しみ・悲しみ・不幸などを同じように感じ，思いやり・いたわりの心をもつこと．かわいそうに思うこと．

* 行動変容技法と概念については§2・4（p.28）参照．

聞くと聴く：聞くは音や声を感じとること．また，その内容を知ること．たとえば，雨の音を聞く，講義を聞く．聴くは注意して耳に入れること．傾聴すること．たとえば，音楽を聴く，地域住民の声を聴く．

いことだけでなくその気持ちも聴くことが求められる．したがって，クライアントの声の大きさや高さ，視線，表情，うなずきやあいづち，しぐさなど，非言語的な情報も併せて，クライアントの話を聴く．非言語的コミュニケーションでは，言葉にならない気持ちのコミュニケーションが可能になるわけだが，これは，クライアントもカウンセラーの気持ちを聴いていることを意味する*（表2・15）．

＊ コミュニケーション理論については§2・2・9（p.19）参照．

受容は，クライアントの考え方や気持ちを無視や否定，批判などすることなく受入れることである（支持，肯定）．受容的態度はラポールの形成に欠かせない．まずは，クライアントの話を聴くことから始める．クライアントが発言する前にカウンセラーが意見を述べ始めると，クライアントは批判されているように感じてしまう．

表2・15　カウンセラーの傾聴的な態度に関連する要素

場を整える	部屋の雰囲気（照明，色彩，におい，整頓，清潔さなど） 座る位置，クライアントとの距離など
関わる姿勢やしぐさ	服装，髪型，身だしなみ，化粧，香水など 身振り，手振り，姿勢，呼吸など
信頼関係（ラポール）をつくる	対象者を受入れている（受容） 対象者を理解しようとする（共感的理解） 誠実な態度
話す	声の高さ，調子，速さ，大きさなど クライアントの目を見て話す（見つめすぎない）
話を聴く	うなずきや相づち，沈黙，表情，態度 相手の言葉の繰返しや要約 話の流れの修正

コミュニケーションスキル

コミュニケーションを円滑に行うためには，さまざまな能力やスキルが求められる．

基本スキル
- 自己統制　　衝動や欲求を抑え，自分の感情をうまくコントロールできる．
　　　　　　善悪の判断に基づいた適切な行動を選択できる．
- 表現力　　　自分の考えや気持ちを言葉，しぐさ，表情などでうまく表現できる．
　　　　　　自分の感情や心理状態を正しく察してもらうことができる．
- 読解力　　　相手の考えや気持ちを，発言，しぐさ，表情などから正しく読み取ることができる．
　　　　　　相手の感情や心理状態を敏感に感じ取ることができる．

対人スキル
- 自己主張　　相手に納得してもらうために，柔軟に対応して話を進めることができる．
　　　　　　自分の主張を論理的に筋道立てて説明することができる．
- 他者受容　　相手の考えや気持ちに共感できる，受容できる．
　　　　　　友好的な態度で接することができる．
　　　　　　相手の考えや気持ちを尊重できる．
- 関係調整　　人間関係を良好な状態に維持できる．
　　　　　　考えや感情の対立による不安に適切に対処できる．

参考：藤本学・大坊郁夫，パーソナリティ研究, 15, 347〜361 (2007)

要約は，クライアントの話の内容をまとめて示すことである．要約することでクライアントはカウンセラーが自分のことを理解してくれたと感じることができ，ラポールの形成につながる．その際，クライアントの非言語的コミュニケーションから得た情報も併せて要約する．クライアントが気づいていなかった自身のことについて新たに気づくことで，問題解決につながることもある．

　開かれた質問は，できるだけ指示をしないで，クライアントが自由に自分の考えを述べることができるような質問である．**閉ざされた質問**は，"はい"，"いいえ"，"好き"，"嫌い"といった短い答えを求める質問である．"食べたいのはケーキですか？　果物ですか？"のような選択肢を提示する質問も含む．それぞれ特徴があり，適宜組合わせながら，質問し話を進める（表2・16）．

開かれた質問: open-ended question
閉ざされた質問: closed-ended question

表2・16　開かれた質問と閉ざされた質問の特性

	開かれた質問	閉ざされた質問
クライアントの回答の特徴	クライアントの気持ちや思い，考え，状況の説明など．	短い答え，与えられた選択肢など．
メリット	クライアントの気持ちを知ることができる． クライアント自身も，自分の考えや気持ちを振り返って整理できる． クライアントの回答によって，クライアントの行動変容の準備性などもわかる．	話のきっかけをつくりやすい． クライアントの発言の負担が少ない． 端的に回答を得ることができるため，事実確認をしたいときには向いている．
気をつけたい点	どのように答えればよいのか不安になるなど，クライアントに心理的ストレスがかかる． 攻められている，どうしようなど，ネガティブな感情をもたれることがある．	どうしてそのように答えたのかなど，回答の背景まではわからない． クライアントから得られる情報が限定される． 質問の枠を超えたクライアントの気持ちや意見は得られない．
質問例	時間帯や気分など，どういうときにお菓子が食べたくなりますか？ 検査結果をみて，どう思われましたか？	どうしてもお菓子が食べたくなってしまうのですね？ 検査結果は悪かったですか？

　沈黙には大きな意味がある．沈黙が続いたときは，その沈黙の理由を理解しようとする姿勢で対応する．相談をしたくない，相談をするのが恥ずかしい，相談しようかどうしようか迷っている，自分の考えをまとめることができない，どんな風に受止められるのか不安であるなどの理由がある．沈黙に耐えられずに，カウンセラーが話し出したり，クライアントに話をさせようと質問をしすぎたりしないようにする．

　カウンセリングでは，**グループカウンセリング**が行われることもある．グループの話し合いの中で，学習者/クライアントが食生活の問題を解決していく．モデリングやオペラント強化などの技法が用いられることが多く，グループダイナミクスを活用できるというメリットが大きい．しかし，個別の問題への対応が難しく，カウンセラーのスキルが要求される（表2・17）．

グループカウンセリング: group counseling

表2・17 グループカウンセリングのメリットとデメリット

メリット	デメリット
学習者同士が助け合うため，ソーシャルサポートが増える． 他の参加者の行動がモデルとなり，行動変容が促される． 他の参加者をサポートすることで，本人の行動変容の動機が高まる． グループの規範が個人の行動変容を促進させる． 複数人を対象とするため，コストを削減できる．	参加者の個別性が高いと，全員が満足する情報提供がしにくい． グループの規範が強すぎると，参加者が苦痛を感じる． グループになじめない参加者が出たり，仲の良いもの同士が集まって小グループを形成してしまうなど，グループ全体のまとまりが壊れることがある．

コーチング

ビジネスの場での部下の育成やコンサルティング，スポーツの場での選手の育成など，**コーチング**という言葉が使われている．分野によって定義は必ずしも一致していないが，共通しているのは，対話を重ねることによって，クライアントが目標達成に必要な知識，考え方，スキルを備え，行動することを支援し，自己実現や成果の達成を図るプロセスを支援することである．そこでは，傾聴，承認，質問，クライアントの自主性の尊重など，カウンセリングと同じコミュニケーションスキルが用いられる．カウンセリングが，個人のもつ悩みや変容すべき行動に関する問題があって，その解決を目指すのに対し，コーチングはより望ましい姿に向けて自己実現を図るという，ポジティブな意味をもつようである．栄養教育においても注目したい技法であり，学術的な議論の集積や根拠，コーチングのスキルの獲得のためのトレーニングカリキュラムの確立が待たれる．

2・3・4 行動分析

カウンセリングでは，行動変容を目的として発展してきた行動分析，認知行動療法，動機づけ面接法といった方法や技法が応用される．

行動分析は，どうしてその問題行動が起こるのか，刺激と反応の関係を念頭において聞き取り分析するものである．食事調査では，何を，どれだけ食べているのかといった食物の摂取状況を調べる．それに対し行動分析では，いつ，どこで，誰と，何を，どのように食べるのか，といった食行動に関する情報から，問題行動の連鎖を分析する．行動は鎖のように刺激と反応でつながっており（図2・4参照），どこの連鎖を切ることが問題行動の改善に必要なのかを考える．分析の結果から，刺激統制，反応妨害・拮抗，行動置換，オペラント強化などの行動変容技法[*1]を組合わせてクライアントの行動変容を支援する．

認知行動療法は，個人の行動と認知の問題に焦点を当てた心理療法の総称である．クライアントの問題となる行動そのものだけでなく，それが起こるきっかけ（先行刺激），きっかけによってどのような行動がみられたのか（反応），その結果どうなったのか（結果），さらにその問題を維持させている要因を考える．認知行動療法の考え方の基本は，刺激-反応理論であり[*2]，維持要因におもに認知が関わっていると考える（図2・13）．したがって，クライアントの問題を理解

行動分析：behavioral analysis

[*1] 行動変容技法については §2・4（p.28）参照

認知行動療法：cognitive behavior therapy

心理療法（psychotherapy）：治療者と患者のコミュニケーションを基礎とし，心理的技法によって，症状の改善，疾病からの回復，適応力の増大，人格の成長を図る．個人心理療法だけでなく，複数の患者を対象とする集団心理療法もある．

[*2] 刺激-反応理論については（p.10，§2・2・1）参照．

するためには，まずは行動分析をしっかり行い，行動のきっかけや結果を整理することが重要になる．

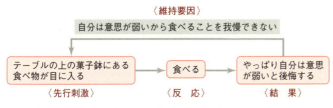

図2・13 行動分析の例

先行刺激では，クライアントの過去の行動や，クライアントを取巻く過去や現在の環境を分析する．"行動は刺激による反応"であることから，刺激となる環境要因の分析は重要である．反応では，基本的には，繰返しのある行動（日常の行動）を取上げる．'なぜそのように行動するのか'だけでなく，'なぜ行動しないのか'も分析対象となる．その結果として起こる行動や気持ち，環境要因との関係もみる．この結果は，次の行動を起こす新たな刺激となる（オペラント条件づけ）．同じ次元の行動を並べるのではなく，その行動に先行してとられる行動，その結果生じる行動というように，時間の流れに沿って行動の連鎖を分析していく（刺激-反応理論，図2・2，図2・4参照）．そうすることで，その反応に働きかける（刺激統制），あるいはその結果起こる連鎖に介入する（反応妨害・拮抗，行動置換など）などの支援につながる．また，認知行動療法は，行動療法から認知行動療法に発展する段階において社会的認知理論の影響を受けているため，社会的認知理論を応用した技法も多い（表2・18）．

行動療法（behavior therapy）: 行動科学の諸原理に基づき，行動に治療的変容を加える試みや技法をいう．主として，環境に介入し適応的行動を引出す方法と，対象の心理に介入し不適応行動を是正する方法がある．

表2・18 行動分析と対応例

	分析例	対応例（行動変容技法）
先行刺激	テーブルの上の菓子鉢に食べ物があるという環境を変える方がやりやすい．	食べ物を目につかない所にしまう．（刺激統制）
反応	食べるという行動を他の行動に置き換える．	気分転換に散歩に出る．（行動置換）
結果	自分は意志が弱いからできないといった認知に問題がある．	今日は疲れていたからしょうがない．次は我慢してみようと思う．（認知再構成）
維持要因	1人だとくじけてしまう．家族が協力的である．	家族に，お菓子の購入を控えてもらう．（ソーシャルサポート）

動機づけ面接法は，行動変容を目的としたカウンセリングでよく用いられる方法である．アルコール依存症を対象に開発されたものだが，行動変容の動機づけに優れていることから，幅広く，健康行動の変容に応用されている．動機づけ面接法は，三つの精神，四つの原則の基盤のうえに，五つの技法を基礎として行われる．クライアントの自主性や主体性を尊重し，クライアント自身が気づき，望ましい姿を達成しようと動機づけを強めることを支援する（表2・19）．

動機づけ面接法: motivational interviewing

精神: spirit

原則: principle

表 2・19 動機づけ面接法の考え方と技法

三つの精神	協働性 (collaboration)	カウンセラーとクライアントが同等の立場で、一緒に課題解決を図る.
	喚起性 (evocation)	クライアント自身から、行動変容の動機を引出す.
	自律性 (autonomy)	クライアントの自主性や主体性を尊重する.
四つの原則	共感を表現する (express empathy)	クライアントへの共感を示す態度は、ラポールの形成だけでなく、クライアントの自信を高め能力を引出すことにつながる.
	矛盾を拡大する (develop discrepancy)	クライアントの現在の行動とあるべき姿の間の矛盾を、クライアント自身に気づかせる.
	抵抗に巻き込まれ、転がりながら進む (roll with resistance)	クライアントが、自身で矛盾に気がついたにもかかわらずその矛盾を認めようとしないで、行動変容に対して抵抗を示す場合、その抵抗を、非難ではなく行動変容の動機に変えて話を進める.
	自己効力感を支援する (support self-efficacy)	クライアントの行動変容の自信を高めると同時に、カウンセラーはクライアントの力を信じる.
五つの技法	傾 聴 (reflective listening)	クライアントの言葉や気持ちや考えを、非言語的コミュニケーションも含め、注意深く聴く（聴いて受容する）.
	肯 定 (affirmation)	クライアントの価値観や考え方を認め、クライアントの自己効力感を高めることにつなげる.
	要 約 (summary)	クライアントの話の内容のポイントをまとめることで、クライアントが自分の考えを整理できる.
	開かれた質問 (open-ended questions)	クライアントが自分自身のことを考える機会となる.
	チェンジトーク (change talk)	クライアントの話の中で、矛盾から変化を語る言葉を示す瞬間を見逃さず、そこから話を展開していく.

2・4 行動変容技法と概念

行動変容技法は、行動科学の理論やモデルを活用した技法である．行動科学では、習慣は学習してできたものと考えており、習慣はまた学習によって変えられる．行動科学の理論やモデル*とここで扱う行動変容技法と概念を表 2・20 に示す．

* 行動科学の理論とモデルについては §2・2 (p.10) 参照.

2・4・1 刺激統制

刺激統制: stimulus control

刺激統制とは、行動のきっかけとなる刺激（先行刺激）を増減させて行動を変える（環境を変える）ことである（§2・2・1参照）．望ましい行動を増やしたいときには刺激を増やす方法が有効である．たとえば、野菜摂取量を増やすために、"冷蔵庫の目につくところに野菜を置いておく"、"冷蔵庫に一口大に切った野菜を常に入れておく"などである．また、望ましくない行動を減らしたいときには刺激を制限する方法が有効である．たとえば、減量中にどうしても食べたくなってしまうとき、食べたい刺激を減らす方法として表 2・21 のようなことが考えられる．

表 2・20 行動変容技法と概念に関連する理論やモデル

行動変容技法と概念	関連する理論やモデル
刺激統制 反応妨害・拮抗 行動置換 オペラント強化	刺激-反応理論（§2・2・1参照）
認知再構成	認知行動療法（§2・3・4参照）
意思決定バランス	ヘルスビリーフモデル（§2・2・2参照）
目標宣言，行動契約[†1]	—
セルフモニタリング	社会的認知理論（§2・2・5参照）
自己効力感	社会的認知理論
ストレスマネジメント[†2]	—
ソーシャルスキルトレーニング	社会的認知理論

[†1] 直接関連する理論やモデルはないが，たとえば，トランスセオレティカルモデルの自己の解放の内容は共通する．
[†2] ストレスマネジメントは理論やモデルから誕生した技法ではなく，ストレスマネジメントの中に，認知再構成やソーシャルスキルトレーニングが含まれる．

表 2・21 場面別にみた刺激統制の例

場 面	刺 激	刺 激 統 制
買い物時	食べ物を見るとついたくさん買ってしまう．	空腹時に買い物に行かない． 事前に買い物リストをつくっておく． 財布の中に必要なお金しか入れない．
空腹時 （食事中）	食べ物を見るとつい食べてしまう．	見えるところに食べ物を置かない（食べ物は缶や戸棚の中に置く）． 最初に食べる分を決めて器に盛ったら，残りはしまっておく．
食事後	食べ終わってももっと食べたくなる．	食べ終わったら器を片付ける． 食べ終わったらすぐに席を立つ． 食べ終わったらすぐに歯磨きをする．

2・4・2 反応妨害・拮抗

反応妨害・拮抗とは，先行刺激の結果である行動（反応）を制限することである（§2・2・1参照）．言い換えると，欲求が生じてもすぐに反応せず我慢することである．たとえば，"お菓子を食べたいという気持ちを我慢して食べずに済ます"である．これを繰返すと，食べたい気持ちが軽減されてくる．

反応妨害・拮抗: response prevention

2・4・3 行 動 置 換

行動置換とは，行動を別の行動に置き換えることである．"止める"という行動では，行動置換を取入れた方が成功率は高い（表2・22）．行動置換を行うためには，自分の行動パターンを調べる必要がある．どういった場面で，問題となる行動をとっているか分析し，その行動に代わる行動を考える．新しい行動パターンにするため，最初は意識的に繰返す必要がある．

行動置換: counterconditioning

表 2・22 行動置換を用いた行動変容の例

場面	行動置換の例
夕食後	デザートを食べる → 歯を磨く
昼食前	お菓子を食べる → お茶を飲む
飲酒時	揚げ物を食べる → 枝豆やサラダを食べる

2・4・4 オペラント強化

オペラント強化：operant reinforcement

減量がうまくいったら賞品がもらえる，野菜摂取を続けたら便秘が解消するなど，ある行動が好ましい結果をもたらすとき，その行動は，同じような場面で以前よりも起こりやすくなる．このように，行動を繰返すようにさせることを**オペラント強化**という．

オペラント行動とは，行動後の結果に応じて，その後に頻度が変化する行動のことをいう．行動の結果は次の行動の生起や減少に影響を与えている．このような学習の仕組みを**オペラント条件づけ***という．

* オペラント条件づけについては p.10 参照．

オペラント行動を強弱させる，すなわち行動の頻度を増減させる事象を**強化子**とよぶ．強化子には，行動を褒めるといった正の強化子と，罰を与えたり，注意を促すといった負の強化子がある．行動の頻度を増やす強化には，正の強化子を与える（例：褒める）方法と負の強化子を取り除く（例：叱らない）方法がある．前者を**正の強化**，後者を**負の強化**という．健康教育では，強化子を操作して望ましい行動を増やす，または望ましくない行動を減らす方法が使われる（表 2・23）．

表 2・23 オペラント強化の例

| | 強化子操作 | 例 | | |
		課題	オペラント強化	結果
行動の促進	正の強化子を与える．	野菜が足りない．	野菜を摂取したときに褒める． 野菜の効果（例：便秘解消）を実感する．	野菜の摂取量が増える．
	負の強化子を取除く．	朝食が食べられない．	夜食をやめる． 睡眠不足を解消する．	朝食の量が増える．
行動の減少	正の強化子を取除く．	ビールを飲み過ぎる．	ビールの味を落とす．	ビールを飲む量が減る．
	負の強化子を与える．	間食の頻度が多い．	お菓子を食べたら，罰金を払う約束をする．	間食の頻度が減る．

2・4・5 認知再構成

認知再構成：cognitive restructuring

認知再構成は，偏った認知（考え方）に直接働きかけ，望ましい考え方や行動ができるよう修正することである．行動は，ある状況に対する人の認知に左右される．たとえば，減量中の人が空腹時に家にあるお菓子を見ると食べることがやめられないとする．お菓子を見ると，楽しく嬉しい気持ちになり，お菓子に手が

伸びてしまうかもしれない．その時にもし，"お菓子は美味しい"や"お菓子を食べたら空腹が満たされるだろう"と思っているとしたら，"お菓子を食べる"という行動につながる．もし，"お菓子を食べても空腹は満たされない"や"お菓子を食べたいのは退屈しているからだ"と思い直すと，"お菓子を食べる"可能性は低くなる（図2・14）．このように，考え方を変えることを認知再構成という．最初は無理やり望ましい考え方を刷込むことになったとしても，それにより行動が変わってくると，徐々に自然とその考え方ができるようになる．認知再構成は，行動変容の障害となっている思い込みの罠に気づかせ，望ましい考え方に変更していく過程である．

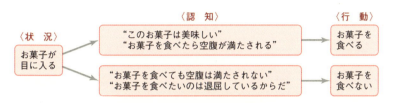

図2・14　認知と行動の関係

2・4・6　意思決定バランス

意思決定バランスは，行動するときに，有益性（メリット）と障害（デメリット）のバランスによって意思決定されることをいう．ヘルスビリーフモデル*における疾病予防行動の有益性と障害の考え方はこれにあたる．一般的に有益性が大きい方が行動に移しやすいため，さまざまな行動変容技法を用いて有益性を大きくするよう促す（図2・15）．

意思決定バランス：decisional balance

＊　ヘルスビリーフモデルについては§2・2・2 (p.12)参照．

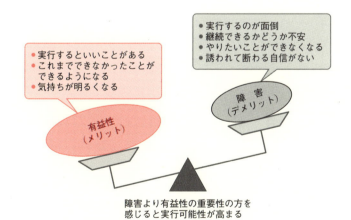

図2・15　意思決定バランスの例

2・4・7　目標宣言，行動契約

目標宣言，行動契約とは，設定した目標を文書化することにより意思表示し，行動の頻度を調整する方法である．目標は，評価しやすく7〜8割の努力で実行

目標宣言：commitment
行動契約：behavioral contract

表 2・24　目標を具体化させる際のチェックポイント

チェックポイント		例	
		あいまいな目標	具体化された目標
評価しやすい目標にする	数値を入れる.	野菜摂取量を増やす.	朝食で野菜料理を1品食べる.
	栄養素でなく, 料理, 食事, 食行動レベルの内容にする.	脂質摂取量を減らす.	揚げ物を1日1品にする.
達成できそうな目標にする	小さな目標から始める.	お菓子を食べない.	お菓子は午後1回にする.
	実行しやすい時期にする.	12月に節酒の目標を始める.	忘年会・新年会が終わってから始める.
	目標を支える対策を立てる.	ビールを減らす.	冷蔵庫に入れるビールの本数を1日1缶にする.
	目標の実行期間を決める.	夜遅い食事をやめる.	夜21時以降の食事を2週間やめる.

表 2・25　結果目標と行動目標の例

結果目標	具体的な行動目標
6カ月で5kg減量する	毎日体重を測る. 6時に起床し朝食を必ず摂る. 週に2回スポーツジムに通う.

できそうな具体的な目標がよい（表 2・24）.

行動変容のための目標では行動目標を設定する. たとえば, 減量しようとした場合, 何kg減量するという結果目標ではなく, そのために必要な行動目標をいくつか設定する（表 2・25）. 目標は, 一度に多く立て過ぎないようにする. 優先順位を決め, 達成したら次の目標に移るといった方法をとる方が, 達成感が得られ, 脱落もしにくい*. 立てた目標は普段目につく所に貼っておくと効果的である.

* 目標の実行には自己効力感が大きく関与する. 小さな目標から始める方法は**スモールステップ**（small step）とよばれる技法である. 成功体験を積み上げることによって, 自己効力感が高まることを活用した技法である.

2・4・8　セルフモニタリング

セルフモニタリング: selfmonitoring

セルフモニタリングとは, 自分の行動を観察して記録することである. 自分の認知や感情, 行動などに関するデータを目に見える形で得て, 振り返ることで, 客観的に自己評価することができる. この方法のメリットは, 学習者自身で問題点を見つけ第三者に報告することができ, 自身で改善点を見いだす資料となる点である. またこの方法は, 栄養教育の初期の問題抽出の段階から, 行動の維持期までさまざまな段階で用いることができることも特徴である.

具体的な方法としては, 毎日体重をグラフに記録する, 朝食を摂った日は手帳にチェックをするなどである. ここでのポイントは変化が視覚化されやすいように記録することである. 書式にこだわる必要はないが, 手間のかかる記録方法では継続されないことが多いため, 何を知りたいのかしっかり見極め, 知りたいこ

とを的確に記録するように気をつける．たとえば，丸をつける，点を打つ，数字だけを書込むなどの簡単な記録方法の方がよい．

表2・25の減量目標で設定した行動目標のセルフモニタリング例を図2・16に示す．日付ごとに体重はプロットするだけ，行動目標は実行できたときに丸を付けるだけの方法である．何かイベントがあった際には一言記録しておくと，後に振り返った際に状況を把握しやすい．

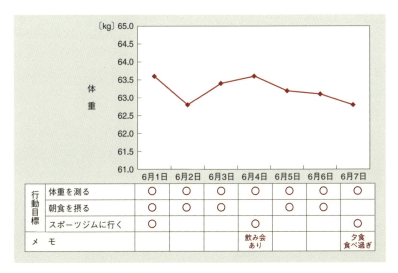

図2・16　減量記録方法の例（表2・25の減量目標のセルフモニタリングの例）

2・4・9　自己効力感（セルフ・エフィカシー）

自己効力感（セルフ・エフィカシー）とは，ある結果を生み出すために必要な行動がうまくできるという確信のことであり，社会的認知理論において提唱された概念である*．自己効力感を高めることは，望ましい行動を起こすことにつながる．例として，減量を達成するために自己効力感を変化させる方法を情報源ごとに示す（表2・26）．

* 社会的認知理論については§2・2・5（p.15）参照．

2・4・10　ストレスマネジメント

ストレスは人の健康に大きな影響を及ぼす．直接ホルモンの分泌や交感神経系を刺激して生化学的指標（血圧や血糖値など）に影響することもあれば，ストレ

ストレスマネジメント: stress management

表2・26　減量相談において自己効力感を高める方法の例
・過去に減量した経験を思い出して，話してもらう．（遂行行動の達成） ・ロールプレイングを活用して，お菓子の断り方の練習する．（遂行行動の達成） ・できそうな小さな目標から始める．（遂行行動の達成） ・減量に成功した友人から，成功の秘訣を教えてもらうよう，勧める．（代理的経験） ・"これだけの準備を整えたから，あなたならできる"と言う．（言語的説得） ・できなくなりそうになったら，目標を思い出し，"自分はできる"と言いきかせるよう，アドバイスする．（言語的説得） ・空腹感を感じ，つい食べ過ぎそうになったら，ゆっくり噛むよう，アドバイスする．（情動的喚起）

（　）内は，自己効力感が変化する情報源（表2・4参照）．

スへの反応として食行動に影響することもある．栄養教育では，ストレス反応として望ましくない食行動（例：食べ過ぎ）にならないために，**ストレスマネジメント**が必要になる*1．

ストレスマネジメントは，まずストレスを感じる状況の分析が重要である．どのような場面でどのような不快感があり，その結果，どのような行動をしたのかを明らかにする．その不快感の原因となる因子はストレス因子（**ストレッサー**）*2 とよばれる．ストレッサーが直接，望ましくない食行動に影響するのではなく，ストレッサーは人の身体や心の良いバランスを崩し，その結果，望ましくない食行動が起こる．ストレスマネジメントは，これを防ぐために，また不安や緊張などの不情感を和らげるために行われる（図2・17）．

*1 ストレスが直接身体に作用し，ホルモンの分泌や交感神経系に影響すると，動悸や頭痛，腹痛などの症状を呈することがある．リラクセーションは，回避-情動焦点-行動型のストレスマネジメント法であり，ストレスによる症状を緩和するのに有効である．

*2 同じストレッサー（stressor）でも，ストレスの感受性は，性格や経験などによって異なる．ストレス反応が精神面に出ている場合，精神科医や臨床心理士などの専門家と連携をとって進めるようにし，管理栄養士1人で対応しない方がよい．

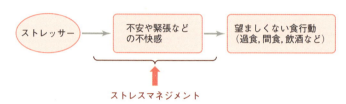

図2・17 ストレッサー，ストレス反応とストレスマネジメントの関係

ストレスマネジメントの方法は，三つの観点からそれぞれ二つずつに分けられる．ストレッサーに積極的に関わろうとする"関与型"と遠ざかろうとする"回避型"，問題を解決しようとする"問題焦点型"と自分の気持ちを安定させる"情動焦点型"，そして，頭で考える"認知型"と実際に行動する"行動型"である．これらの組合わせでさまざまな方法が考えられる．やりやすい方法を提案するとよい．たとえば，職場でのストレスで望ましくない食行動がみられる場合のストレスマネジメントでは，表2・27のような方法が提案できる．

表2・27 職場のストレスに対するストレスマネジメントの例

望ましくない食行動	ストレッサー	ストレスマネジメントの例
過食	上司から注意を受ける回数が多い．	上司は自分を嫌っているのではなく，自分の成長を見越して注意しているのだと考え直す．（関与-情動焦点-認知；認知再構成） 上司に，自分の仕事の状況を理解してもらうよう，説明する．（関与-問題焦点-行動；ソーシャルスキルトレーニング） しばらくの間，上司から遠ざかる．（回避-問題焦点-行動；刺激統制）
飲酒量の増加	仕事の量が多い．	一度に多くの仕事がきても，気にしないようにする．（回避-問題焦点-認知；反応妨害・拮抗） お酒のつまみには揚げ物ではなく，枝豆や野菜サラダを食べる．（回避-情動焦点-行動；行動置換） 居酒屋でなく，カラオケに行く．（回避-情動焦点-行動型；行動置換）

（　）内，前者はストレスマネジメントの分類，後者は行動変容技法．

2・4・11 ソーシャルスキルトレーニング

ソーシャルスキルトレーニングとは，周りと円滑な人間関係を築くスキルを習得する方法である．食行動は社会性が高い行動であるため，周囲の人の行動に左右される．自分の考えや感情を上手く相手に伝え，また相手からの質問や誘いに上手く答えることで，行動変容への過程が中断されることなく目標達成へと近づくことができる．

たとえば，"飲み会の席で食べ物やお酒を上手に断る"などのスキルを**ロールプレイング**により習得することが，ソーシャルスキルトレーニングになる（表2・28）．ロールプレイングは，その場を想定して模擬的にその場面でのやりとりを実践することである．ただ，"上手く断ってくださいね"というアドバイスで終わるよりも，実際の場面を想定して一度練習する方が，実際の場になったときに実践しやすくなる．最初は，ロールプレイングという練習の場で上手くいっても，いざ実際の場となると，緊張や優柔不断な気持ちにより上手く実践できない場合もある．その場合は，なぜ上手く実践できなかったのかを振返り，次回同じような場になったときのために改善点を整理しておくと，だんだんと上手く実践できるようになる．

ソーシャルスキルトレーニング：social skill training

ロールプレイング：role playing

表2・28　ロールプレイングによるソーシャルスキルトレーニングの例

場面：就業後に同僚から飲み会に誘われたが，減量中のため断りたいとき

	セリフ	断る方法のポイント
断り方①	"誘ってくれてありがとう．でも今日は学生時代の友人が自宅に来ることになっているから，やめておくね".	断る理由を同僚Aとまったく関係のない人との先約があることにすると当たり障りなく断ることができる．
断り方②	"実は今，医者に飲みに行く回数を減らすよう言われているんだ．今回はやめておくよ".	理由を自分のせいではなく，人のせいにすると断りやすい．

2・5 組織づくり・地域づくりへの展開

2・5・1 セルフヘルプグループ

セルフヘルプグループは，自助集団ともよばれる．管理栄養士がアセスメントを行い，計画，実施，評価を行う実施者主導の栄養教育方法と異なり，学習者が主体となりグループ学習を運営していくものである*．グループのメンバーは，同じ症状や問題を抱えた患者同士やその家族，同じ生活パターンをもつ者など，何かしらの共通点がある方がメンバー同士の共感が得られやすく，活発な活動となりやすい．たとえば，糖尿病や食物アレルギーなど疾病に関連する会や，疾病予防を目的として健康的な食事を学習する会などが考えられる．

セルフヘルプグループのメリットとしては，教育者主導でないため，参加者同士が対等な立場で意見を言い合うことができ，仲間意識を感じることができる点である（図2・18）．また，共通の意識をもつ仲間との関わりの中で，自己効力感が高まることも多い．

セルフヘルプグループ：self-help group

* セルフヘルプグループには，参加者自身が課題を抱えているものだけでなく，家族の会もある．子どもの食物アレルギーや高齢者の介護など周囲の支援が長期的に必要なケースでは，家族が集まるセルフヘルプグループがよくみられる．

一方で，グループの立ち上げを自発的に行う場合や，グループや組織を運営維持していくという点においては，グループ内だけでは上手くいかないことも多い．それなりのノウハウが必要であるからである．そのため，管理栄養士は支援者として積極的にグループに関わり，適切にアドバイスを行いながら，ときにはグループ活動をコーディネートしていくことも必要である．しかし，その際にも管理栄養士主導とならないように気をつけなければならない．

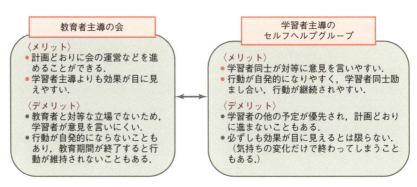

図2・18　主導者の違いによる会やグループのメリットとデメリット

2・5・2　組織・ネットワークづくり

組織：organization
ネットワーク：network

人はさまざまな組織に属しており，たとえば，家庭，学校，職場，ボランティア組織，地域の自治会や老人クラブ，自主的に集まった趣味やスポーツの会などである（図2・19）．組織とは，何かしらの共通点をもつ個人の集合体であり，その中では多くの人間同士のつながり，人間関係に関わるネットワークが構築される．この社会的関係網のことをソーシャルネットワーク[*1]という．現在では，実体のないweb上のソーシャルネットワーキングサービス（SNS）でつくられたネットワークも増えている[*2]．

ソーシャルネットワークの中ではソーシャルサポート[*1]が個人間を行き交う．行動変容に取組む際には，このような周りからのソーシャルサポートがあった方が行動変容につながりやすい．また，集団の健康増進や健康維持においてもソーシャルサポートがあると実現しやすい．

[*1] ソーシャルネットワーク，ソーシャルサポートについては§2・2・6（p.16）参照．

[*2] webを利用したSNSとは，FacebookやTwitterなどweb上で人と人とのつながりを広げたり深めたりするものである．自分が直接知らない人ともネットワークをつくることができ，ネットワークを広げやすいというメリットがある反面，好ましい情報だけでなく好ましくない情報も人々に広がりやすいため，活用には注意を払う必要がある．

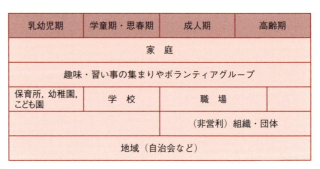

図2・19　ライフステージ別にみたおもな組織　妊娠・授乳期は，母親としての関わりでは乳幼児期，自身としての関わりでは成人期に入る．

2・5・3 グループダイナミクス

グループダイナミクスとは，皆で何かに取組むことで，グループに属するメンバー同士が刺激し合い高め合うことをさし，集団力学ともいわれる．たとえば，学校教育現場では，さまざまな学校行事をとおして，クラスや学校全体で一つの目標に向かって何かに取組み，子どもたちの心身の成長が促される．特に，何か共通点をもった個人が集まった組織・ネットワークでは，共通の意識が芽生えやすく，グループダイナミクスが生じやすい．

個人あるいは集団の食行動変容において組織・ネットワークづくりが重要視される要因として，グループダイナミクスによる教育効果の向上が期待されるということがある．学習者自身を考えても，ある目標に向かって1人で行動に移すよりも同じ目標をもった仲間が集まり，グループの中で実行する方が，目標を達成しやすいだけでなく，周りの者との連帯感や精神的な達成感，充実感という付加価値を得ることができる．そして，その付加価値が集団の意識を高め，さらなる取組みへとつながる（図2・20）．このように，グループダイナミクスを活用することで，集団が目標に向けて成長・発展していくことができる．

グループダイナミクス: group dynamics

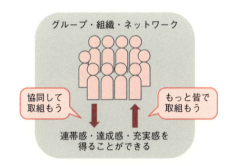

図2・20　グループダイナミクスを表す模式図

グループダイナミクスはさまざまな状況に合わせて栄養教育に活用することができる（表2・29）．たとえば，減量教室において，各個人の目標を立てるだけでなく，グループでの目標を立て，他のグループと競わせる（例：グループの平均 BMI）ことにし，グループで目標を達成するために，どういう方法が必要かを話し合わせる．目標が達成した際のご褒美（例：旅行券などの賞品）を設定す

表2・29　減量教室におけるグループダイナミクスの活用の例

目標：3人グループ平均 BMI を $25\,\mathrm{kg/m^2}$ 以下にする．

- 各グループで各個人の目標や対策を話し合う（例）
  週2日，一緒にウォーキングをする．
  SNSを活用し，体重や食事内容を報告し合う．
  食べ過ぎていたら，注意し合う約束をする．

- グループで行うことのメリット
  友人と約束したので頑張ろうという意識が生じる．
  1人で取組むより楽しい気持ちになる．
  教室が終わった後も，セルフヘルプグループに発展しやすい．

ると，よい動機づけになる．このようにすると，互いに助け合い，グループダイナミクスの威力が発揮される．管理栄養士は，どのように個人や集団に働きかけたらグループダイナミクスが起こりやすいかを考え，支援者の立場として栄養教育をしていくことが大切である．地域や組織においても，計画段階から，同じ目標に向かった取組みをすると，グループダイナミクスがうまれる．

2・5・4 エンパワメント

エンパワメント：
empowerment

エンパワメントとは，行動変容の目標を達成するために直面するさまざまな問題に対して，学習者自身が責任をもって選択し進めていくために，自らもっている力を伸ばしていくことである．管理栄養士は，教育者として学習者を引っ張っていくのではなく，学習者がもっている力を引き出すためのアドバイスをする支援者の立場に徹することが大切である．

組織・ネットワークの中では，個人のエンパワメントが集団のエンパワメント（コミュニティエンパワメント）につながる（図2・21）．栄養教育では，コミュニティオーガニゼイション*の概念の一つであり，組織・ネットワークづくりに取入れると，組織・ネットワーク内の目的達成に近づきやすい．

*1 コミュニティオーガニゼイションについては§2・2・7（p.17）参照．

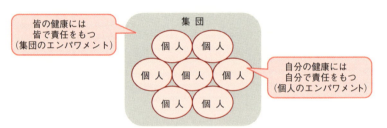

図2・21 個人と集団のエンパワメントの概念

組織・ネットワークづくりの支援における管理栄養士の役割は，学習者の主体性を引き出し，行動変容へと促していくことである（表2・30）．その際にポイントとなるのは，まず，参加者のなかから集団をまとめていくことのできるコアとなるメンバーを見つけ出すことである．コアとなるメンバーは活動の企画・調整係である．管理栄養士は，コアメンバーから他の参加者に情報を伝達してもらい，互いに誘い合ってさまざまな取組みを進めていくよう促す．その際，参加者の生活環境によって活動への参加頻度や活動への関わり方が異なるため，参加者に合わせた配慮をする必要がある．また，参加者個々の相談役となると同時に，コアメンバーに対し，活動をコーディネートする際に第三者としてアドバイスを行うとよい．その他のコミュニティエンパワメント活用のポイントとしては，参

表2・30 コミュニティエンパワメント活用のポイント

- コアとなるメンバーを見つけ，活動の企画・調整などが行えるよう促す．
- 皆がやりがいを実感できるようにする．
- 参加者自身が活動を評価し，次の活動につなげていけるよう促す．
- 支援者の立場として客観的な評価と励ましをする．

加者自身が活動や取組みにやりがいをもつこと，活動に対する参加者自身や客観的な評価を取入れることである（表2・30）．そうすると，活動が継続しやすく，グループダイナミクス*1 につながり，活動が活性化しやすい．

*1 グループダイナミクスについては§2・5・3（p.37）参照．

エンパワメントの最大のメリットは，個人や集団が自発的・発展的に活動できることである．管理栄養士は学習者自身が考えて行動し，さらなる行動につなげていけるよう支援する立場に徹しなければならない．

2・5・5 ソーシャルキャピタル

ソーシャルキャピタルとは，人と人との間のさまざまなやりとりから生じるコミュニティに対する信頼感や安心感，そしてコミュニティに属する人同士の結束力のことである．人は生活するうえでさまざまなコミュニティに属しており，その場その場に応じたソーシャルキャピタルを構築している（図2・22）．災害時に復興の速い地域もあれば，遅い地域もある．犯罪の多い地域もあれば少ない地域もある．このように災害時の復興の速さや犯罪の起こりやすさなどには，コミュニティ内の個人間の結びつきや，その結びつきから生まれるさまざまな資本が関係していると考えられている．ここでいう資本とは，物理的資本とは異なり，心理的資本という意味合いが大きい*2．

ソーシャルキャピタル：social capital

*2 健康とソーシャルキャピタルの関連に着目した多くの研究から，近隣住民同士のつながりの深い地域や近隣住民への信頼感の高い地域など，ソーシャルキャピタルの豊かな地域では住民全体の健康状態が良いことが報告されている．

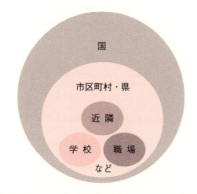

図2・22 ソーシャルキャピタルが構築される場

現在，わが国では健康格差が問題となっているが，地域間のソーシャルキャピタルの違いが人々の健康の地域格差に影響していると考えられている．ソーシャルキャピタルの高い地域では健康増進のための物理的，心理的資源が得られやすく，健康行動へとつながりやすい．すなわち，地域内のつながりが深いと互いに声を掛け合うことが増え，その結果，健康行動も増え，地域全体での健康意識が高まっていく．現在，単身世帯や独居高齢者が増加しているわが国において，全体的には住民同士のつながりが希薄となり，ソーシャルキャピタルの弱体化が進む方向にある．そこで，近年，行政のさまざまな健康施策にもソーシャルキャピタルの概念が活かされている．

管理栄養士が支援を行い，さまざまな組織・ネットワークづくり*3 を推進していくことは，ソーシャルキャピタルが豊かな社会環境をつくることにもつながっていく．

*3 組織・ネットワークづくりについては§2・5・2（p.36 参照）．

2・6 食環境づくりとの関連

2・6・1 食環境の概念

食環境は，個人や集団の望ましい行動変容を促すうえで，きわめて重要な役割を果たす．食環境とは，図2・23に示すように，**食物へのアクセス**と**情報へのアクセス**，ならびに両者の統合をさす．わが国の健康づくり施策の目標項目に**食環境整備**が取上げられており，ポピュレーションアプローチの重点項目となっている．集団のみならず個人の行動変容を促すうえで環境要因は大きな影響をもたらす．したがって，栄養教育マネジメントでは，個人・集団にかかわらず，環境要因のアセスメントに基づく環境面での課題抽出，環境目標の設定，介入計画，介入評価など，環境づくりの視点を取入れることが求められる．

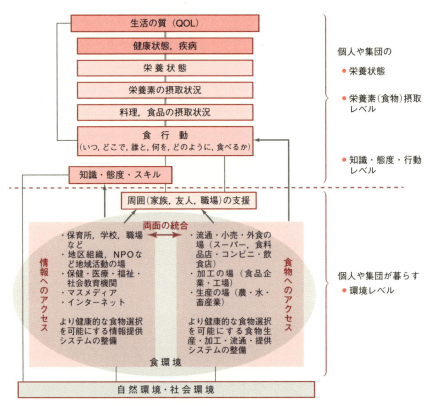

図2・23 健康づくりと食環境との関係 [厚生労働省，"健康づくりのための食環境整備に関する検討会報告書"(2004)より]

食物へのアクセスとは，人が選択し，準備し，食べるといった行動の対象である食べ物が，生産（農・水・畜産場），製造・加工（食品企業），流通（食料品店など），外食（飲食店，ファストフード，給食）から，食卓に至るまでの生産・提供のシステム全体（フードシステム）をさす．

情報へのアクセスとは，地域における健康や栄養・食生活に関する情報ならびに情報の流れ，そのシステム全体をさす．情報の受発信の場は，家庭，学校などの帰属集団や地域社会まで，さらにはマスメディア，インターネットなど，多様

フードシステム：農水畜産業，食品製造業，食品卸売業，食品小売業，外食産業，それに最終消費である食生活が，それぞれ相互に関係し合いながら全体として一つのシステムを構築している．

である．食物へのアクセスと情報へのアクセスを個々に捉えるだけでなく，両者を統合して食環境整備を進めることは，個人や集団の知識・態度・スキルといった準備要因の向上や食行動変容を促し，健康状態，さらには QOL の向上につながる．図 2・24 は，サッカースクールに通う子どもたちを対象とした食教育を企画した際に，どのような組織や集団とつながりがあるのかを循環図に示したものである．図にみるように，学習者は，多くの要素と関わり合っており，さらに，その要素間も関連し合っている．したがって，個人や集団を対象とした栄養教育においても，このような食環境との関わりをアセスメントすることが求められる．

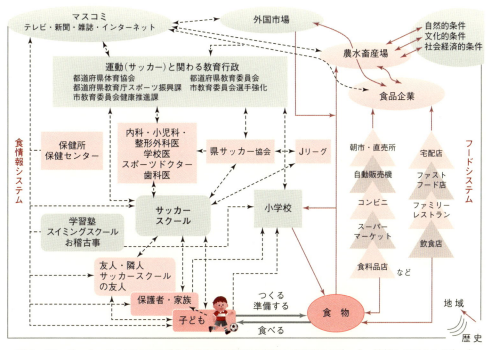

図 2・24 サッカーをしている子どもからみた地域での食物へのアクセス（→），情報へのアクセス（--→）の関連（例）［足立己幸，武見ゆかり，"食の循環図"を参考に作成］

健康づくりのための環境整備

　1986 年，世界保健機関（WHO）より提唱されたヘルスプロモーションのためのオタワ憲章では，次のように環境整備の意義がうたわれている．"ヘルスプロモーションとは，人々が自らの健康をコントロールし，改善することができようにするプロセスである．身体的，精神的，社会的に完全に良好な状態に到達するためには，個人や集団が望みを明確にし，実現し，ニーズを満たし，環境を改善し，それにうまく対処することができなければならない"．仮にある行動が個人の健康にとって非常に好ましくないものであるような場合，それは個人の問題としてのみ片づけられるものではなく，そのような環境を形づくる"社会全体"の問題としても捉えるべきであると考えられるようになった．

食環境整備

公衆栄養分野では，食環境整備について次のように説明されている．食物へのアクセス面では，生産から消費まで，それら相互関係の整備も含め，人々がより健康的な食物入手がしやすい環境を整えること．情報へのアクセス面では，限定された場所の個別検討ではなく，地域社会，国全体として考えるものであるとし，情報の内容，情報発信の仕組みづくりなど，地域内の社会資源の相互連携により実現すること．栄養教育では，このようなシステム全体としての視点を常にもちながら，個人や集団の行動変容に関わる食環境について考えていく．

わが国においても，食環境整備への積極的な取組みがなされてきている．たとえば，**健康日本 21** の栄養・食生活分野では，達成すべき目標を，① 個人や集団の栄養状態・栄養素・食物摂取，② 知識・態度・行動，および ③ 個人の行動を支援するための環境整備の 3 段階で設定した．栄養状態や食物摂取状況の改善には，個人や集団が適切な知識と望ましい態度の形成，食行動変容のためのスキルの獲得，食行動の実践が必要であり，そのような行動変容には，環境づくり，とりわけ食環境の改善が重要であるという関係性が明確に示されている．この流れは，**健康増進法**＊に基づき策定された自治体の健康増進計画においても受け継がれている．

健康増進法：付録 A-2 (p.121) 参照．

表 2・31 に，体重増加や肥満と関連する要因の例を示す．身体活動や食物摂取

表 2・31　体重増加および肥満の促進/抑制要因に関する根拠の例（エビデンスレベル）[a]

根拠のレベル	抑制因子	関連なし	促進因子
確　実 （convincing）	定期的な身体活動 十分な食物繊維の摂取		座りがちな生活 エネルギー密度が高く微量栄養素が少ない食物をたくさん食べること[†]
可能性大 （probable）	子どもの健康的な食物選択を促す支援的な家庭や学校の環境 母乳栄養		エネルギー密度の高い食物やファストフード店の過剰なマーケティング 砂糖を加えた甘い清涼飲料水やフルーツジュースをたくさん摂ること 低い社会経済的状態（先進国，特に女性）
可能性あり （possible）	グリセミックインデックス（GI）の低い食物	食事中のタンパク質量	ポーションサイズが大きいこと 家庭外で調理された食物の割合が多いこと（先進国） "極端な食事制限/その反動を繰返す"食事パターン
根拠不十分 （insufficient）	食事回数の増加		アルコール

グリセミックインデックス (glycemic index, GI)：食後血糖値の上昇度を示す指標．ブドウ糖を摂取した際の血糖値上昇率を 100 とした相対値で示される．GI 値が低いと血糖値の上昇が遅くなり，インスリンの分泌が抑えられる．

[†] エネルギー密度が高く微量栄養素が乏しい食物は，脂肪や砂糖を多く含む加工食品に多い．果物，豆類，野菜，全粒の穀類といったエネルギー密度が低い（あるいはエネルギーが少ない）食物は，食物繊維や水分が多く含まれている．

[a] WHO/FAO, "Diet Nutrition and the Prevention of Chronic Diseases, WHO Technical Report Series, No. 916" (2003) より．

といった個人要因が確実に関与することは間違いないが，それ以外にも高エネルギー密度の食品やファストフード店の行き過ぎた広報戦略，大きなポーションサイズなど，食物へのアクセス，情報へのアクセスに関連する多くの環境要因が関連している．しかも，それら要因は相互に関連し合っている．したがって，より健康的な食物と適切な情報が身近に利用可能であるような環境づくりを目指すことは，個人のより良い食物選択を助けるだけでなく，社会全体の健康づくりにも大きく寄与する．さらに，食環境整備は，栄養教育の必要性がありながらも，直接働きかける機会がもてない対象者層にも広く働きかけることができるポピュレーションアプローチである．

2・6・2　食物へのアクセスと栄養教育

食物へのアクセスでは，食物の生産，加工，流通，提供から食物までのあらゆる段階が，より健康的な食物選択と関連づけられる（表2・32）．食物を供給する側からみれば，より健康的な食物のサービスであり，消費者側からみれば，より健康的な食物の選択の可能性への気づきと選択行動であり，両者は相互に関連し合う．消費者が健康的な食物へのアクセスを消費者ニーズとして提供者に伝えることができれば，食物へのアクセスは好循環をもたらすことになるし，逆もしかりである．したがって，社会レベルでの介入であれば，消費者がより望ましい食物へのアクセスが可能になるような環境づくりに向けた，サービスの提供者への支援である．一方，個人や集団を対象とした栄養教育では，食物選択行動にとどまらず，食物へのアクセスに関しての気づきや活用スキルの向上，態度の形成など，環境要因のアセスメント*1，目標の設定，評価*2を，栄養マネジメントに取入れた企画を行う．

*1 環境要因のアセスメントについては§3・1・3（p.50参照）．

*2 栄養教育の目標設定については§3・2（p.51参照）．

表2・32　より健康的な食物選択を可能にする食物へのアクセスとしての取組み例

生　産	精製肉類：脂肪分の少ない品種開発
製造・加工	ハム・ソーセージなど肉加工食品：脂肪や食塩の少ない製品の開発 調味料：減塩みそ，減塩醤油などの減塩調味料類，ノンオイルドレッシングなどの開発 栄養素の強化：カルシウムを強化した乳製品など
流通システム	鮮度を保つ，生産者の顔が見える，食品ロスを抑えるなど
提　供	システム：店舗での購入，宅配の利用，共同購入，移動店舗など．特に高齢者や，フードデザート問題のある過疎地域などにおける食物へのアクセスの改善のための取組みは重要である． 内容：ヘルシーメニュー，野菜たっぷりメニュー，塩分控えめメニューなど

2・6・3　情報へのアクセスと栄養教育

情報へのアクセスでは，情報の内容，情報の受発信の場，情報の流れなどが関連し合っている．したがって，ある限定された場所でどのように情報を受発信するかを個別に検討するだけでは情報へのアクセスの整備にはならず，地域社会や国全体として取組む必要がある．個人，集団，組織，栄養・食生活との関連の有

表2・33 より健康的な食物選択を可能にする情報へのアクセスとしての取組み例

情報の内容	栄養成分表示をはじめとした法規制を遵守した食品の表示がなされている． 科学的根拠にあった情報が発信されている． 望ましい食行動の方向性を示したメッセージがある．
受発信の場	家庭 保育所，幼稚園，学校，職場など 保健・医療・福祉施設，児童館やコミュニティセンターなどの社会教育機関など 地区組織，スポーツクラブ，趣味の会，NPO などによる地域活動の場 食料品店，スーパーマーケット，外食や中食の店舗
マスメディア	新聞，テレビ，ラジオ，地域のケーブルテレビ，FM 局，コミュニティ紙，フリーペーパー，インターネット
SNS	ブログ，Facebook, Twitter, LINE, 電子掲示板など

マスメディア: 少数者から不特定多数者へと多量に発信される情報媒体のこと．新聞，雑誌，テレビ，ラジオ，インターネット，ブログなどがあげられる．マスメディアによる情報伝達がマスコミュニケーションである．

フードファディズム: ファディズムは，一時的な流行を熱心に追いかけることである．フードファディズムとは，食べものが健康・栄養状態にもたらす影響を過大に評価したり，信奉したりすることである．科学的根拠のない情報を信じることもある．

*1 メディアリテラシー，ヘルスリテラシーについては p.20 参照．

*2 SNS については p.22 欄外参照．

無，専門家の有無など，さまざまな人や場が，国内外も含め，複雑に関連し合う（表2・33）．食物へのアクセスと同様，栄養教育では，情報の発信側と受信側の双方が対象であり，相互をつなぐシステムも含めて考えていく．

マスメディアが消費者の行動に与える影響はきわめて大きい．あるタレントが，自身ががんであることを公表して呼びかけたところ，がん検診の受診者が急増したという良い影響もあれば，健康効果があると紹介された食品が，食料品店やスーパーマーケットで売り切れて混乱したという例もある．根拠の乏しい情報を信奉してしまう**フードファディズム**問題も生じている．いずれも"マスメディア情報"という刺激に対する反応である．適切な反応に導くためには，マスメディア情報を判断できる**メディアリテラシー**，**ヘルスリテラシー**の向上を図ることも必要である*1．

スマートフォンや SNS*2 によって，健康や栄養に関する情報へのアクセスが格段に容易になった．特定保健指導や栄養相談の場でも，スマートフォンを用いた食事診断や身体活動量の把握などが行われている．また，レシピ紹介のサイト

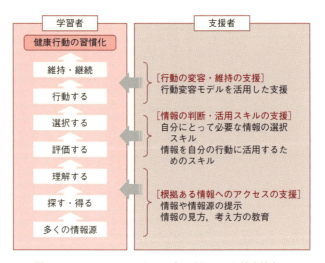

図2・25 ヘルスリテラシーの向上を取入れた健康教育による行動変容の例

は数多く存在し，個人が発信するブログにも健康や食に関する情報が多く見受けられる．メリットはあるものの，誤った情報による混乱も生じている．ここでもヘルスリテラシーの向上が求められている．単に情報を収集するだけではなく，その内容を正しく理解し，自分の健康に活かす能力が必要とされる（図2・25）．

2・6・4 食物へのアクセスと情報へのアクセスの統合と栄養教育

市場や小売店，スーパーマーケット，インターネットなどの場において，どのように食物が販売されているかは，人々の選択に大きな影響をもたらす．消費者は，多くの情報に曝露されている中で食物を選択しているが，必ずしもよく考えて判断している（システム2）とは限らず，表2・34の例にもあるように，直感的に判断していたり（システム1），無意識に商品を手に取らされている場合もある*．そのため，食品流通の場では，食物と情報へのアクセスが統合した食環境整備が重要となる．たとえば，POPによる情報提供は，購買行動に強く影響することも多く，重要な販売促進手法である．したがって，より健康的な食物選択を可能とする方向でPOPが活用されれば，健康や栄養教室などの狭義の栄養教育の場に足が向かない人々に対しても，行動変容を促す有効なツールとして機能する．

* システム1，システム2については p.20 参照．

POP広告 （point of purchase advertising）：商品名や価格，キャッチコピーや説明文，イラストといった情報を紙に示したもので，広告媒体のなかでもシンプルなツールの一つである．

表2・34 食品流通の場における食物選択に影響を与える要因と具体例

要因	具体例
種類	パン：精製度の高いパン，精製度の低い全粒粉のパンや雑穀入りのパン． 乳製品：高脂肪製品，低脂肪や無脂肪製品． 肉・魚類：肉類，魚類の品揃え，生鮮品と加工品の種類や品揃え．
陳列 レイアウト	店に入ってすぐに目につく所に陳列されている． 棚の中で，目につきやすい/手にとりやすい高さや場所あるいは棚の一番上や下に並べられている． 会計でレジの前に並んでいるときに目にとまる所に陳列されている．
販売単位	"増量中"，"ビッグサイズ"，"今だけ"，"期間限定"というお得感，特別感がある． 野菜や魚などの生鮮食品の販売単位が "一人前"，"使い切り" など，サイズが豊富である．
販売促進方法	試食の提供がある． 複数購入で "おまけ" や "もう一つ" プラスされるものがある． 景品がついてくる/ポイントが貯まる/お友だち紹介の得点がついてくる． POPや広告の情報．

外食や，コンビニエンスストア，惣菜店といった中食の利用の場においても，管理栄養士監修によるヘルシーメニューの提供が話題になったり，栄養成分表示やメニューのエネルギーを参考に食物を選択する人が増えてきている．学校給食が子どもたちへの生きた教材となるのと同様，中食の場での適切な情報を伴って提供される食物は，生きた教材として栄養教育に活かすことができる．そのためには，食物へのアクセス，情報へのアクセスの場でサービスを提供する人々への働きかけも必要となる．

中食：飲食店など家庭外で食事をする**外食**と，家庭内で手づくり料理を食べる**内食**の中間にあり，市販の弁当や惣菜など，家庭外で調理・加工された食物を家庭や職場などへ持って帰り，調理することなくそのまま食べる形態をいう．

2・6・5 食環境に関わる組織・集団への栄養教育

健康経営: 経営者が従業員とコミュニケーションを密に図り, "従業員の健康に配慮した企業" を戦略的に創造することによって, 組織の健康と健全な経営を維持していくことをいう.

＊ ソーシャルマーケティングについては §3・6・2 (p.63) 参照.

食環境に関わる組織・集団には, 地域レベルでは食物の生産者団体, 食品企業, スーパーマーケット協会, 飲食業組合, フードサービス協会など, 個人が属する組織レベルでは, 職場, 保育所や学校, クラブや団体などがあげられる. したがって, これらの場で働く人々が, 利用者の健康行動を誘導するよう働きかけることができるようになる栄養教育は, 学習者のみならず, その先に広がる人々にも利益をもたらすことになる (表2・35).

ソーシャルマーケティング＊では, 対象となる集団の利益と満足だけでなく, サービスを提供する側の関心や利益も満たすことができるような, win-win の関係の構築がうたわれている. したがって, 食環境に関わる組織・集団への栄養教育では, 食環境の整備を行うことが, 消費者のみならず, 自身や属する集団にとっても利益につながることを理解してもらうことが重要になる.

たとえば, スーパーマーケットでは, 利潤追求を第一目的とした中で食物を販売している. 味や嗜好, 見た目, 価格を重視した結果, 塩分量の多い惣菜, エネルギー密度が高い弁当などが店頭に並ぶ. このようなスーパーマーケットの従業

表2・35 食環境に関わる組織・集団への栄養教育で得られる利益

栄養教育による利益	留意点
その組織や集団に属する人々の健康づくり	環境要因である人が, 自身の健康づくりのための学習者でもある. 消費者により健康的な食物や情報をサービスする人自身が健康であることが大事.
その組織や集団の利益	商品 (食物や情報) を通して, 顧客の獲得, 利益を得るために, 健康の付加価値をつけることがより魅力的な商品になる, さらには社会的責任を果たすことの動機づけが必要である. 従業員の健康管理・健康づくりを進めることは, 単に医療費節減のみならず, 生産性の向上, 従業員の創造性の向上, 企業イメージの向上などを図ることができる.
その組織や集団のサービスを受ける消費者の健康づくり	直感的にあるいは無意識に, より健康的な食物選択行動に誘導される. 健康教育でつかまえにくい層 (無関心な層など) に対してもアプローチできる.

ナッジ: nudge

ナッジ

近年, 喫煙や不健康な食事, 運動不足などの不健康な行動を変容させるための方策として, 行動経済学の立場から "人々を強制することなく望ましい行動に誘導するようなシグナルまたは仕組み" である, "ナッジ" が提案されている. たとえば, 減塩のキャンペーンを行う [情報を提供する], 食品の栄養成分表示やレストランのメニューにエネルギーを表示する [選択を可能とするよう環境を整える], 社員食堂で主食・主菜・副菜の揃った定食だけを提供する [デフォルトを変えて選択を誘導する], 子どもたちに人気のあるキャラクターのおまけが付いたヘルシーなお菓子を販売する [インセンティブにより選択を誘導する] など. 現実の人は, 常によく考えて合理的な判断をするとは限らず, 直観的で反射的な判断をすることも多いことを応用したものである.

員の行動を変える必要がある．ターゲティングやポジショニングの段階における消費者の健康づくりへのニーズに対する理解，消費者の健康行動を促すようなマーケティングミックスによる販売戦略の意義，さらには，そのような戦略が従業員の満足度を高め，社会的責任を高めることにつながることへの確信がなければ，組織・集団の行動変容は得られない．

表 2・36 目標を考える際の留意点

個人の目標	学習者自身の健康 学習者自身の組織・集団における満足感
組織・集団の目標	組織・集団の利益や利潤 消費者（利用者，顧客）の利益 組織・集団の社会的価値など
消費者	消費者のどのような行動を，どのように変えたいのか

したがって，食環境に関わる組織・集団への栄養教育の企画では，そこで働く人々がどのような立場で，どのような仕事をし，その仕事を通してどのような成長を望み，その仕事の何が"やりがい"になっているのかなど，学習者のアセスメントが重要になる（表2・36）．組織や集団が行動するのではなく，そこで働く"人"が行動するからである．たとえば，どのような権限をもっているかは重要なポイントである．食環境整備の意義は理解できても，権限がなければ，仕事や職場でそれを反映した活動を実践することはできない．フォーカスグループインタビューを活用したアセスメントやグループディスカッションによる目標決定のプロセスなどは，できないと思い込んでいただけなどの気づきや，他のスタッフの活動を学ぶことができるなど，グループダイナミクスの効果も期待できる．日常業務に食環境整備が加わることになることから，現場の視点や意見を重視し，栄養教育の目標を設定し，栄養教育マネジメントに沿って実施する．

3 栄養教育マネジメント

1. 栄養教育における PDCA サイクルを説明できる．
2. おもなアセスメント項目と方法を理解する．
3. 目標と評価の種類とその内容を理解する．
4. 栄養教育のおもな学習形態と教材を理解する．

3・1 健康・栄養状態に影響を及ぼす要因のアセスメント

3・1・1 アセスメントの種類と方法

アセスメント：assessment

栄養教育マネジメントは，**計画**（plan），**実施**（do），**評価**（check），**見直し・改善**（act）の **PDCA サイクル**を循環し行われるが，最初は必ず**アセスメント**から始まる（図 3・1）．評価は実施中も行い，結果を計画の見直しに活用する．2 回目以降のマネジメントサイクルでは，評価の結果をアセスメントの結果として利用できる．

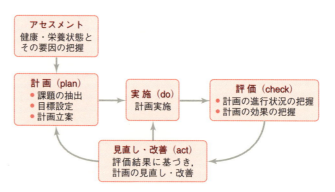

図 3・1 栄養教育マネジメントにおけるアセスメントと PDCA サイクル

栄養アセスメント：nutritional assessment

* 臨床検査には，生化学検査や生理学検査が含まれる．前者では血液や尿などの中に含まれる成分の定量分析，後者では血圧や心電図などの測定がなされる．

健康・栄養状態のアセスメントには，栄養アセスメントの**身体計測**，**臨床検査***，**臨床診査**，**食事調査**が用いられる（表 3・1）．それぞれ学習者や学習集団および栄養教育の目的に合わせて，アセスメント項目を選択し，健康・栄養状態を把握する．

さらに，栄養教育では，それらの**健康・栄養状態に影響を及ぼす要因**もアセスメントしておかねばならない．なぜなら，栄養教育によって栄養課題の改善をね

らうには，それに影響を及ぼす要因を把握していないと具体的なアプローチを検討しにくいからである．健康・栄養状態に影響を及ぼす要因には，学習者の属性や食生活などの**個人要因**と**環境要因**がある（表3・1）．

表3・1　栄養教育におけるアセスメントの種類（おもな項目とその調査方法）

アセスメントの種類		おもな項目	調査方法（例）†
個人要因（個人レベル）			
健康・栄養状態	属性	性別，年齢，学歴，職業・収入，家族構成など	質問票，面接，観察
	身体計測	身長，体重，腹囲など	身体計測，質問票，面接
	臨床検査	総コレステロール，血糖，タンパク，血圧など	生理・生化学検査，質問票，面接
	臨床診査	主訴，既往歴，通院有無，服薬状況，家族歴，便通など	診察結果，質問票，面接
食生活	食事内容	栄養素摂取量，食品群別摂取量，料理，調理法など	食事調査
	食行動	食事時間，食事場所，欠食頻度，共食状況など	質問票，面接，観察
	食態度・スキル・知識*1	主食・主菜・副菜に関する知識，食品選択に関するスキルなど	質問票，面接，観察
	他の生活習慣	喫煙習慣，運動習慣など	質問票，面接，観察
環境要因			
食物へのアクセス		家庭内の食物入手可能性，自宅周辺の食料品店・飲食店数など	質問票，面接，観察，文献検索，地理情報システム
情報へのアクセス		健康情報の入手先，学生・社員食堂における栄養成分表示など	質問票，面接，観察，文献検索

† 質問票は，質問紙（自記式，聞き取り式）以外に，インターネットを用いたものを含む．

*1 次頁のコラム参照．

表3・2　健康・栄養状態に影響を及ぼす個人要因　例

個人要因	例
属性	
性別	男性／女性
妊娠・授乳状況	妊娠有無・期間，授乳有無
年齢	回答日の年齢
職業	会社員／自営業／家事従事／パート／学生／その他
勤務状況	職位，職種，交代制勤務有無，勤務時間
世帯状況	家族構成，世帯人数
収入	1年間の世帯収入，暮らし向き
食生活状況	
食事内容	食塩摂取量，野菜摂取量など
食行動	朝食頻度，外食頻度，共食頻度など
食態度	肉の脂身の好み，野菜摂取の準備性など
自己効力感	外食のときに野菜を食べる自信など
食知識・スキル*2	栄養成分表示の読解力

*2 知識には，野菜摂取と生活習慣病リスク減少との関係の理解度のような"なぜ食べる必要があるか"という知識（"why-to"またはmotivational knowledge）と，食事バランスガイドの理解度のような"どのように食べればよいか"という知識（"how-to"またはinstrumental knowledge）がある．前者は行動変容の動機づけがなされていない人にとって有益な知識である．後者は行動変容させたいと思っている人に重要な知識であり，"スキル"ともよばれる．

3・1・2　個人要因のアセスメント

個人要因のアセスメントは，おもに質問票や面接で調査される．個人要因には，学習者の性別，年齢，職業といった**属性**や食行動，食態度，食知識・スキルなどをはじめとした非常に多くの**食生活状況**に関わる要因がある（表3・2）．

3・1・3　環境要因のアセスメント

学習者の周り，すなわち環境要因のアセスメントでは，観察や文献検索により客観的なデータを得る方法や，内容によっては質問票を用いて学習者の主観的な認識を尋ねる方法などもある．

健康・栄養状態に影響を及ぼす環境要因は，**食物へのアクセス**と**情報へのアクセス**のような食環境の側面のほか，その規模別に**個人間レベル**，**組織レベル**，**地域レベル**，**社会レベル**に分けられる（表3・3）．

栄養教育で用いられる食事調査法

医師が診察で臨床診査を行うように，食事調査は管理栄養士が責任をもって行うアセスメントである．調査法にはいくつか種類がある．それぞれの長所と短所を理解し，使い分けることが大切である．

調査法	方法および長所と短所
食事記録法（秤量）	食べた物すべてを秤で量り，記録する．よくある日（平日）と休日をあわせて複数日行う． 〈長所〉記録が正確であれば，食事調査のなかでは最も正確であるとされている． 〈短所〉対象者の負担が大きい．秤量させることによって，普段の食事から変わる場合がある．
食事記録法（目安）	食べた物すべてを目安量（例：ご飯一膳）で記録する．よくある日（平日）と休日をあわせて複数日行う． 〈長所〉秤量法より負担が少ない． 〈短所〉記録によって，普段の食事から変わる場合がある．目安量から重量換算にする際，バイアスが生じる．
24時間食事思い出し法	昨日の食事を聞き出す． 〈長所〉対象者の負担が少ない． 〈短所〉管理栄養士のスキルによって結果が異なる．記憶に頼るため，過大・過小評価になる可能性が高い．1日しかわからないため，普段の食事でない可能性もある．
食物摂取頻度調査法	過去数カ月を振返り，何をどれぐらいの頻度で，どのぐらいの量食べるかを尋ねる方法．集団を対象とした場合によく用いられる． 〈長所〉習慣的な摂取量が把握できる． 〈短所〉質問項目が多く，対象者の負担が大きい．いつどこで食べるかといった食行動は把握できない．調査項目が地域の食文化に合っていないと聞き漏れる食材が出る可能性がある．
陰膳法	対象者が摂取する同じ食事を入手し，科学的に分析する方法． 〈長所〉科学的に分析するため，誤差が少ない． 〈短所〉対象者の食べ残しを把握しないと実際の摂取量がわからない．コストがかかる．

表 3・3　健康・栄養状態に影響を及ぼす環境要因　例

環境要因	食物へのアクセスの例	情報へのアクセスの例	その他の例
個人間レベル	ソーシャルサポート：家族からの野菜料理の提供，家庭内の果物入手可能性	ソーシャルサポート：友人からの減塩テクニックの情報提供	ソーシャルサポート：同僚からの減量行動への励まし
組織レベル	社員食堂における副菜の価格	社員食堂における栄養情報	所属する組織の産業分類
地域レベル	自宅周辺のスーパーマーケット数	町内会での健康セミナー	
社会レベル	法整備：酒税の増加	法整備：栄養成分表示の義務化	都道府県のソーシャルキャピタル

3・2　栄養教育の目標設定 —— 意義と方法

アセスメントによって対象者や対象集団の健康・栄養状態の課題とそれに影響を及ぼす要因が把握できたら，栄養教育マネジメントの次の段階，すなわちPDCAサイクルへと進む．

最初の計画（P）では，アセスメントの結果をふまえ，栄養教育で改善をねらう最終的な**結果目標**，その改善のために必要と思われる**行動目標**，行動変容に必

表 3・4　目標の種類と内容

目標の種類	内　容	評価の種類
結果目標[†1] （outcome objective）	食行動などの改善によって変化する健康や生活の質に関する目標（例：排便リズムの整う児童を増やす）	結果評価
行動目標[†2] （behavioral objective）	食事内容や食行動の改善目標（例：朝食の欠食者を減らす）	影響評価
学習目標 （learning objective）	食態度・スキル・知識などの目標（例：朝食の重要性を理解する児童を増やす）	影響評価/経過評価
環境目標[†3] （environmental objective）	健康・栄養状態や食行動などの改善に必要な対象者の環境に関する目標（例：バランスの良い朝食を準備する家庭を増やす）	影響評価
実施目標 （process objective）	栄養教育の実施に関する目標（例：毎月食育だよりを配布する）	経過評価

[†1] プログラムの最終目標がQOLや健康状態にならないこともある．その場合，行動目標の評価を最終的な評価とし，結果評価ということもある．
[†2] 行動目標を設定する際には，その行動が健康・栄養状態に影響するという科学的根拠があるか，学術論文により検討しておくことが好ましい．栄養学に関する学術論文の検索サイトを活用し，科学的根拠に基づいた栄養（evidence based nutrition：EBN）教育を実施することは管理栄養士の重要なスキルである．
　おもな検索サイト：CiNii Articles，J-STAGE，Google Scholar，医中誌，メディカルオンライン，PubMed（英語）
[†3] 環境目標は対象が学習者自身でないため，実施目標と区分けしにくい場合がある．たとえば，"卓上メモを2週間に1回入替える"は実施する立場で書いているため実施目標になる．"卓上メモの提供頻度を月1回から2回に増やす"と書くと，環境目標になる．他の目標と同様，"〜増やす"，"〜減らす"という内容を含むことが環境目標設定のポイントになる．

要な**学習目標**，これらの目標を達成するために必要である**環境目標**，そして栄養教育自体の**実施目標**を設定する．

表3・4に，目標の種類と内容および対となる評価の種類を示す．

実際にアセスメントを行うと，複数の課題が抽出されるが，すべてを目標として実行するのは現実的ではない．そこで，課題の優先順位をつける．改善の可能性と重要性の両方が高いものから目標設定を行う（図3・2）．

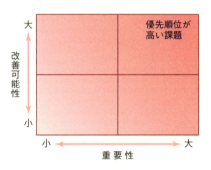

図3・2 課題の優先順位のつけ方

あらかじめ各種目標を設定しておくことで実施すべきことが明確となり，具体的な教育内容を立案しやすくなる．また，アセスメントで値が得られている項目に対して，数値目標を設定することで，栄養教育の実施量やその評価をより正確に検討することができる．個人および集団を対象とした栄養教育のアセスメントと**目標設定**の例を示す（図3・3，図3・4）．

目標は，評価と対になっている（図3・5，§3・5参照）．したがって，目標を設定する際，評価指標も同時に決めておく．目標がアセスメントの結果に基づいていれば，評価指標はおのずと，アセスメントで用いた項目が評価指標となる．

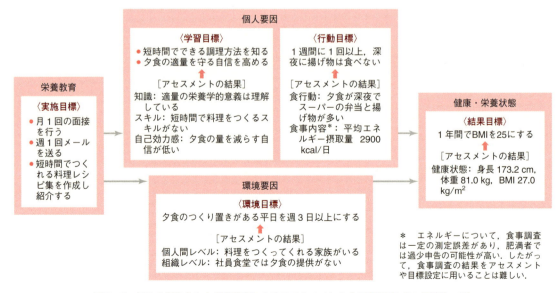

図3・3 個人を対象とした栄養教育におけるアセスメントと目標設定（45歳男性の例）

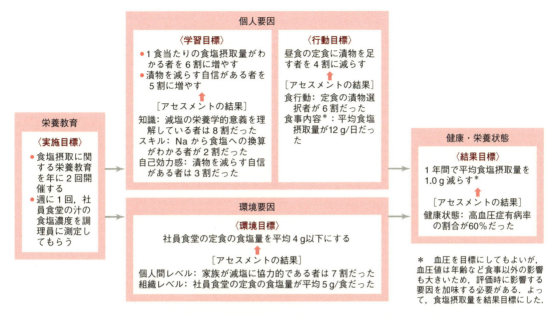

図3・4 集団を対象とした栄養教育におけるアセスメントと目標設定（職域の例）

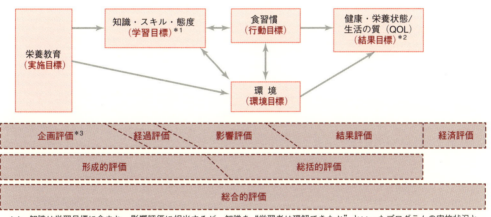

*1 知識は学習目標に含まれ，影響評価に相当するが，知識を"学習者は理解できたか"といったプログラムの実施状況として評価する場合，経過評価になる．
*2 望ましい食生活をプログラムの最終目標とした場合，行動目標の内容が結果評価になる．
*3 企画評価は，計画段階の評価（例：教材が適切に準備できたか）をするもので，教育の実施を振返って評価する．企画評価に対応する特別な目標はないが，経過評価において教育がうまくいっていないと判断された場合，企画評価も同時に実施できる．

図3・5 栄養教育における目標と評価の関係

 ## 3・3 栄養教育計画立案

3・3・1 学習者の決定

PDCAサイクルの計画（P）では，各種の目標を設定したのち，栄養教育の計画を立案する．計画立案にあたっては，栄養教育の**学習者の決定，期間・時期・頻度・時間の設定，場所の選択と設定，実施者の決定とトレーニング，教材の選択と作成，学習形態の選択**を行う*．

栄養教育の学習者は，多くの場合，対象者自身である．しかし，環境目標にあ

* 栄養教育の計画立案では，6W1Hを参考にする．6W1Hとは，Whom（学習者），Who（実施者），When（日程，頻度，時間），Where（場所），Why（目標），What（内容），How（学習形態，学習方法，教材）である．

表3・5 ライフステージ別の栄養教育の学習者　例

ライフステージ	対象者	環境レベル		
		家庭	組織	地域
乳幼児期	乳幼児	保護者	保育園・幼稚園教職員	食料品店，飲食店
学童期	児童	保護者	教職員，クラブコーチ	食料品店，飲食店
思春期・青年期	生徒・学生	保護者	教職員，部活コーチ，食堂調理員	食料品店，飲食店
成人期	成人	家族	同僚，上司，社員食堂調理員	食料品店，飲食店
高齢期	高齢者	家族	自治会役員	食料品店，飲食店

る家族（乳幼児の環境として保護者）や組織（勤労者であれば施設の総務担当者や社員食堂の調理員など），地域（食料品店，飲食店など）を教育の対象と位置づけることもある（表3・5）．

3・3・2　期間・時期・頻度・時間の設定

栄養教育の期間，時期，頻度，時間を設定する際には，学習者の特性を最大限に考慮するとともに，各設定項目の特性をふまえたうえで決定する（表3・6）．

表3・6　栄養教育の期間・時期・頻度・時間を設定する際のポイントとおもな留意点

設定項目	ポイント	留意点
期間	介入効果	最終的な結果目標は，どれくらいの期間で介入効果がみられそうか．
時期	季節影響	改善をねらう目標項目は，季節や時期（例：受験など）の影響を受けそうか．
頻度	介入効果	実施する教育期間では，どれくらいの教育頻度で介入効果がみられそうか．
時間	学習者特性	栄養教育の実施は，いつの時間が学習者にとって好ましそうか．

3・3・3　場所の選択と設定

栄養教育の実施場所は，学習者や学習集団の集まりやすさを考慮して設定する．集団に栄養教育を実施する場合は，教室のサイズや設備のほか，照明，音量，室温調整機能などを確認し，教育内容に支障の少ない場所を選定する．また，個人に栄養教育を実施する場合は，実施者との位置関係（例：対面よりも斜めの方が話しやすい）やプライバシーの保護などの空間づくりも考慮する．

3・3・4　実施者の決定とトレーニング

栄養教育の実施者は，管理栄養士だけではない．病院や保健所・保健センターの医療系他職者，地域では食生活改善推進員なども実施者として協力していく可能性がある．

栄養教育に関わる実施者は，栄養学と行動科学に関する知識を兼ね備えている

ことが望ましいため，実施者対象のトレーニングを事前に行う．また，実施者が多人数に及ぶ場合には，栄養教育の開始時期に決起集会を開くと，共通認識を得られやすいうえに，実施者のモチベーションも高まりやすい．

3・3・5 教材の選択と作成

教材とは，栄養教育におけるコミュニケーションの補助的なツールとして使われるものである．栄養教育に用いる教材は，学習者のライフステージによりその適性が異なる（表3・7）．ライフステージに合わせた教材を使い分けることで，学習者の興味や理解度を高めやすくする．

表3・7 栄養教育におけるライフステージ別のおもな教材（目安）

		幼児	学童	青年	成人	高齢者
印刷教材	ポスター	○	○	○	○	○
	テキスト，リーフレット，パンフレット，ワークシート		○	○	○	△
	卓上メモ			○	○	△
実演教材	紙芝居，パネルシアター，エプロンシアター	○	△			
実物・立体教材	フードモデル，食品，料理	○	○	○	○	○
ゲーム教材	ゲーム	○	○			
投影教材	ビデオ，スライド，テレビ	○	○	○	○	○
マルチメディア	電子メール，インターネット			○	○	△

利用可能性が高い場合，各ライフステージに○または△をつけた．ただし，印がないから利用できないことを意味するわけではない．

教材の作成にあたっては，目立たせるなど興味を高めることへの配慮はもちろん，その内容も十分に検討しておく必要がある．たとえば，学習者がすでに減塩しようと思いその準備ができているのに対し，減塩の栄養学的意義を伝える内容の教材を用いても，あまり効果は期待できない．個人要因をアセスメントしたうえで，行動科学の視点に基づき，状況に合った内容を検討していくことが望ましい（図3・6，図3・7）．

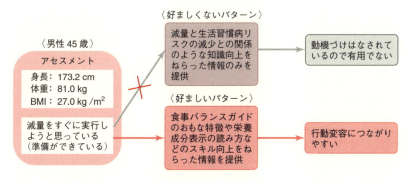

図3・6 栄養教育における教材内容の好ましいパターンと好ましくないパターンの例

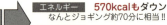

 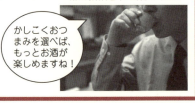

図 3・7 栄養教育における行動変容の準備性を考慮した教材例（卓上メモ） 上は野菜摂取に関する"なぜ食べる必要があるか（知識）"の情報であり、行動変容の動機づけをねらった内容、下は野菜摂取に関する"どのように食べるか"（スキル）の情報であり行動変容の準備ができている人での食行動の改善をねらった内容となっている．

3・3・6 学習形態と学習方法の選択

栄養教育の学習形態は，学習者の規模によって分けられる．カウンセリングなどの**個別学習**，グループカウンセリングやワークショップなど小集団を対象とした**グループ学習**，全員が一堂に学ぶ講義やシンポジウムなどの大集団を対象とした**一斉学習**がある（表3・8）．これらを組合わせて行う場合もある．たとえば，

シンポジウムで講師の講演後，参加者がグループに分かれてグループディスカッションを行うことがよくある．

小集団のグループを対象とした栄養教育では，ディスカッションや体験学習などさまざまな方法を実施することが可能である（表3・9）．栄養教育の目標と学習者のライフステージに合わせてこれらを組合わせるとよい．

表3・8 栄養教育におけるおもな学習形態

	学習形態	特　徴
個　人	カウンセリング（個別）	（p.21 参照）
	インターネット	インターネット上でのネットワークを活用する場合もある．
	通信教育	紙媒体だけでなく，電子メールでのやりとりも含まれる．
小集団	グループカウンセリング	（p.25 参照）
	ワークショップ	参加者の活動が含まれる学習形態．調理実習などの体験学習も含まれる．
大集団	セミナー	講師が集団に対して話をする方法．1回で終了する場合と数回シリーズで行われる場合がある．小集団を対象としたセミナーもある．
	シンポジウム	一つのテーマに対して立場の異なる複数の講師が講演を行う方法．講師間の意見交換はない．
	パネルディスカッション	一つのテーマに対して，立場の異なるパネリストが司会者のもと，意見を交換する方法．学会では，シンポジウムとセットで行われることが多い．

表3・9 小集団を対象としたおもな学習方法

学習方法	特　徴
ラウンドテーブルディスカッション	一つの机を囲み，司会者がテーマに沿って議論を進める．大集団の学習形態で，参加者の意見を聴取しにくい場合，参加者をグループに分け，ラウンドテーブルディスカッションを行い，グループごとに発表させる方法もある（この方法はバズセッションともよばれる）．
ブレインストーミング	あるテーマ（課題）に対し，思いつくものをすべて出し合う方法．意見をなるべく多く出すことを目的とするため，どのような意見が出ても否定せずに受入れる．これら意見をもとに，グループディスカッションを行う．
体験学習	体験を通して学習する方法．農業体験や調理実習が含まれる．
ロールプレイング	実際の場面に出る前に，参加者同士（あるいは実施者と参加者）が役割を演じて練習する方法．

3・4 栄養教育プログラムの実施

3・4・1 モニタリング

栄養教育の計画（P）は実施目標と計画立案までで，その次はプログラムの実施（D）が始まる．

プログラムの実施中は，学習者自身の記録の確認や栄養教育の実施者による観察により，プログラムが計画に沿って実施されているか，各種目標の途中経過を

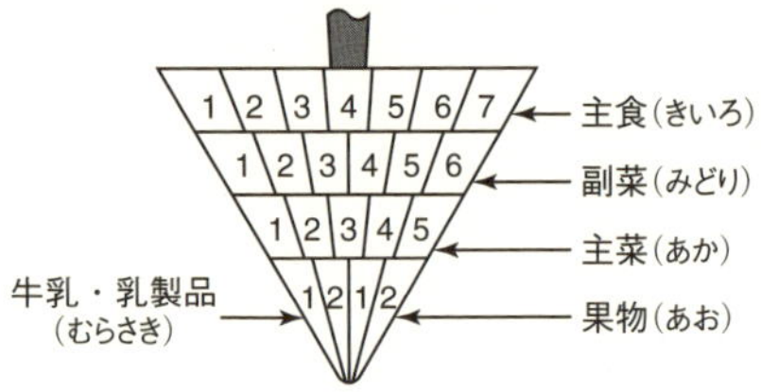

図3・8 個人を対象とした栄養教育プログラムの学習者が記録するモニタリングシートの例（食事バランスの記録例）

図3・9 集団を対象とした栄養教育プログラムにおける実施者のモニタリングシートの例（食堂の調理員による食塩％の記録例）

モニタリングする．たとえば，学習者自身が食事バランスガイドを用いて食事を記録し，一定の期間で経過を確認する（図3・8），社員食堂で勤労者を対象に減塩プログラムを実施する際に，実施者である社員食堂の調理員が食塩量を記録する（図3・9）などがあげられる．

モニタリングの結果，栄養教育プログラムが当初の計画どおりに進んでおり，各種目標も改善に向かっているようであれば，ひき続き計画時に立てた内容に沿って取組みを進める．一方，プログラムが計画どおり進んでいない場合や各種目標の改善がみられていない場合，結果目標を達成させることが最重要であるため，たとえ実施中であっても，適宜，計画の見直しを行う．

3・4・2 実施記録・報告

栄養教育プログラムのモニタリングで得られた各種の**実施記録**について，実施者同士で**報告**し，共有する．場合によっては，学習者に対して経過を報告する．ここでも，実施中の内容に改善が見つかれば，適宜，計画の見直しを行う．

3・5 栄養教育の評価

PDCAサイクルの評価（C）では，実施した栄養教育を各視点から評価し，次の見直し・改善（A）につなげていく．評価は目標と対になっていることから（図3・5参照），最初に設定した目標に戻り，その内容が設定当初からどの程度変化したかを評価する．評価の結果は次の計画の資料になる．つまり，評価は最初に行ったアセスメントと同じ意味がある．

a．企画評価　企画評価は，プログラムの計画が的確にできたかの評価である．学習者のアセスメントや，栄養教育プログラムの目標設定，内容，実施者のトレーニング，教材の準備などがそれぞれ適当であったかどうかを評価する（表3・10）．

b．経過評価　経過評価（プロセス評価ともいう）では，栄養教育プログラムが計画どおりに実施されたかを評価する（表3・11）．実施目標に対する評価でもある．たとえば，参加者数200人を目標に計画した食育イベントに，実際その人数が集まったかの評価が経過評価になる．経過評価は，プログラム実施中に行い，評価の結果に基づき随時計画を見直す．

経過評価: process evaluation

表3・10　企画評価 例

項　目	具　体　例
学習者のアセスメント	学習者の重要な栄養課題を捉えていたか．
栄養教育の目標設定	目標値は前例からみて実現可能性のある値だったか．
栄養教育の内容	計画は資源的に実施可能性のある内容だったか．
実施者のトレーニング	実施者はプログラムを実施する十分な知識とスキルを身につけていたか．
教材の準備	教材は学習者に即したものを選び，準備できていたか．

表 3・11 食堂における卓上メモを用いた栄養教育の経過評価の具体例

経過評価	具 体 例
計画どおりに実施されたか.	卓上メモはすべてのテーブルに設置されたか. 卓上メモは規定期間ごとに内容が入れ替えられたか.
学習者に届いたか.	学習者は卓上メモを見たか. 学習者は卓上メモの内容を読んだか. 学習者は卓上メモの内容を理解できたか. 学習者は卓上メモの内容を料理選択の際に参考にしようとしたか.

影響評価: impact evaluation

c. 影響評価 影響評価では，結果評価である健康・栄養状態に影響を及ぼす要因が変化したかどうかを評価する．すなわち，栄養教育の計画時に設定した学習目標，行動目標，環境目標を評価する（図3・5参照）．

結果評価: outcome evaluation

d. 結果評価 結果評価では，最終目標である健康・栄養状態が変化したかどうかを評価する．すなわち，栄養教育の計画時に設定した結果目標を評価する．

形成的評価: formative evaluation

e. 形成的評価 形成的評価では，栄養教育の計画からプログラムの実施までの流れを評価する．

総括的評価: summative evaluation

f. 総括的評価 総括的評価は，影響評価と結果評価を要約した評価である．すなわち，栄養教育による学習者の変化を全体として評価する．

経済評価: economic evaluation

g. 経済評価 経済評価は，栄養教育プログラムの実施に要した金銭的・人的資源（費用）とその改善効果を比較したもので，費用効果分析，費用効用分析，費用便益分析がある．

- **費用効果分析**：ある一定の効果を得る（たとえば，体重1kgの減量）ために必要となった費用を分析する方法

QALY: quality adjusted life years

- **費用効用分析**：効果指標として，QOLで調整した質調整生存年（QALY）などの指標を用いて分析する方法
- **費用便益分析**：教育の効果（たとえば，体重1kgの減量）によって医療費が減ったか，生産性が上がったかなどを分析する方法

総合的評価: comprehensive evaluation

h. 総合的評価 総合的評価では，企画評価，経過評価，影響評価，結果評価などから，栄養教育を総合的に評価する．取組み全体の評価であり，いわゆる事業報告書に用いられる．学習者の健康状態や食行動が改善されたとしても，経済評価の結果，多額の費用がかかっていたり，経過評価の結果，学習者の満足度が低い場合，総合的評価は低くなる．

PPB 解析と ITT 解析

集団を対象とした栄養教育の評価において，教育を受けなかった者を評価に含めない場合(PPB解析)と含める場合(ITT解析)がある．それぞれの特徴は次のとおりである．

PPB: per-protocol based
ITT: intention-to-treat

- PPB 解析：栄養教育をすべて受けた学習者のみを扱う解析方法 →"実施した栄養教育そのもの"を評価する
- ITT 解析：栄養教育への不参加者も一定数いることを前提にした解析方法 →"栄養教育を実施した取組み"を評価する

3・6 栄養教育マネジメントで用いる理論やモデル

3・6・1 プリシード・プロシードモデル

プリシード・プロシードモデルは，グリーンらによって提唱されたヘルスプロモーションの計画・実施・評価のためのモデルである（図 3・10）．**プリシード**は第 1 段階〜第 4 段階で構成される．**プロシード**は第 5 段階〜第 8 段階で構成される．1980 年にプリシードが健康教育プログラムの進め方を示す方法の枠組みとして発表された後，1991 年，実施と評価のプロセスであるプロシードが追加された．ヘルスプロモーションや保健プログラムを包括的に示す，世界各地で最もよく用いられているモデルである．

> プリシード・プロシードモデル：PRECEDE-PROCEED model
>
> グリーン：L. W. Green
>
> プリシード (PRECEDE)：教育/エコロジカル・アセスメントと評価のための準備・強化・実現要因 (predisposing, reinforcing, and enabling constructs in educational/environmental diagnosis and evaluation) の頭文字をとったもの．
>
> プロシード (PROCEED)：教育・環境開発における政策的，法規的，組織的要因 (policy, regulatory, and organizational constructs in educational and environmental development) の頭文字をとったもの．

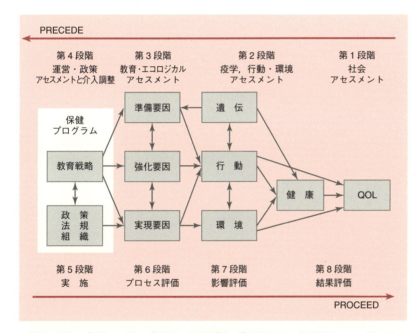

図 3・10 プリシード・プロシードモデル ［L.W. Green, M.W. Kreuter, "Health Program Planning: An Educational and Ecological Approach", 4th Ed., p.17, McGraw-Hill (2004) より改変］

プリシードでは事前のアセスメントから目標設定をし，計画を策定する．第 1 段階として，対象集団の目指す姿となる QOL に関する社会アセスメントから始まる．第 2 段階では，健康のゴールや課題，その課題に関連する行動要因，遺伝要因，環境要因について，疫学，行動・環境アセスメントを行う．第 3 段階では，それら第 2 段階でみた要因に影響を及ぼす知識や態度などの準備要因，ある行動をとった後に他者から受取るフィードバック（報酬）などの強化要因，スキルや資源などの実現要因についてアセスメントを行う．第 4 段階において，十分な資源の確保や既存の政策などの確認を行い，教育戦略を決定する．

プロシードは実施と評価の段階である．第 5 段階で実施，第 6 段階で計画が適切に実施されているかプロセス評価を行い，第 7 段階で準備・強化・実現要因と行動・環境要因の変化の影響評価を行う．目標の設定によっては，準備要因，強

表3・12 プリシード・プロシードモデルのステップ 例

段階	内容	例
プリシード[†1]		
① 社会アセスメント	対象者の選定. 対象者の文化的背景（地域性），社会状況の理解. 対象者へのヒアリング調査などにより，要望，関心のある問題からQOL指標を得る.	対象者は〇〇地域在住の成人. 地域特性として食塩の摂取量が多い. QOL指標 ・生活習慣病予防で将来不安を解消する. ・楽しく暮らす.
② 疫学，行動・環境アセスメント	地域の疫学データから，栄養教育を実施するための具体的な健康状態の課題を抽出. 課題に優先順位をつける. 課題となる健康状態をひき起こす要因（遺伝要因，行動要因，環境要因）を特定. 課題の特定に合わせ目標を設定する.	健康状態の課題 ・循環器疾患の死亡率が高い. ・血圧が高い者の割合を減らす. ・適正体重の者の割合を増やす. 行動要因 ・野菜の摂取. ・食塩を多く含む食品の摂取. ・主食・主菜・副菜を揃えた食事. 環境要因 ・食塩控えめのメニューを提供している飲食店.
③ 教育・エコロジカルアセスメント	行動，環境の原因となる三つの要因を抽出. ・準備要因：知識，態度（認識，価値観）など. ・強化要因：行動後に受ける報酬やフィードバック. ・実現要因：スキル，さまざまな人的・物的資源.	準備要因 ・主食，主菜，副菜を揃えた食事が野菜の摂取量の増加や適正体重の維持と関連することを知っている. ・血圧や体重の管理のために，主食，主菜，副菜を揃えた食事を摂ることが大切だと思う／摂る自信がある. 強化要因 ・仲間がいる. ・家族の協力がある. 実現要因 ・主食・主菜・副菜が揃う食物（料理）選択のスキルがある. ・身近に塩分控えめのヘルシーメニューを提供している飲食店がある.
④ 運営・政策アセスメントと介入調整	栄養教育を実施する資源（時間，人材，費用）は十分にあるか. 既存の政策や運営組織のミッションとどのように合致しているか.	地域の保健センターで栄養教室の開催. 地域の健康づくり行動計画などの目標と合致.
プロシード[†2]		
⑤ 実施	栄養教育の実施.	
⑥ プロセス評価（企画評価）	計画と準備が適切に行われたかを評価（おもに③で設定した目標の評価）.	栄養教室の開催状況，参加人数. 主食，主菜，副菜を揃えた食事を摂ることの行動変容の準備性は向上したか. 仲間や家族の協力は得られたか. 健康的なメニューを提供している飲食店へのアクセスは増えたか.
⑦ 影響評価	最終目標の達成に影響する要因は改善されたかを評価（おもに②で設定した目標の評価）.	主食，主菜，副菜を揃えた食事を摂る者は増えたか. 野菜の摂取量は増えたか. 食塩を多く含む食品を摂取する者の割合は減ったか.
⑧ 結果評価	最終目標は達成できたかを評価（おもに①，②で設定した健康状態やQOLの目標が達成されたかを評価）.	血圧の高い者の割合は減少したか. 適正体重を維持する者の割合は増えたか. （長期でみたら）循環器疾患の死亡率は減少したか. 将来に対する不安が減ったと感じる者の割合は増えたか.

[†1] この例では，地域住民を対象としている．アセスメントでは，ベースライン調査を実施することが望ましいが，難しい場合は，自治体が行っている健康調査や既存の報告の結果を利用する．

[†2] 評価は事前に設定した目標に対して行う．したがって目標項目の決定では，重要度と実現可能性の双方を十分考慮する．

化要因，実現要因の評価が影響評価となることもある．第8段階では，保健プログラムやヘルスプロモーションの結果目標である健康課題や QOL の変化について評価を行う．

プリシード・プロシードモデルの特徴は，最終目標を QOL の向上とした点と，健康状況に影響を及ぼす要因として，環境要因に焦点を当てている点にある．環境要因は，行動と相互に関連し合うだけでなく，実現要因（スキルや資源など）からの影響を受ける一方，健康や QOL にも影響をもたらす．疫学アセスメントとあるように，地域の保健プログラムの企画・実施やヘルスプロモーション活動を念頭に考えられているモデルではあるが，この一連のステップの流れは，栄養教育の企画・実施・評価においてもおおいに参考になる．表 3・12 に，生活習慣病予防を目的に地域保健センターで実施する地域住民を対象とした栄養教育のアセスメントと評価の例を示す．

3・6・2 ソーシャルマーケティング

ソーシャルマーケティングは，コトラーとザルツマンをはじめとする多くの研究者が定義しており，内容は必ずしも一致しないが，アンドレアセンによれば"個人や社会の福祉を向上させるために，商業分野のマーケティングの手法を活用し，ターゲットとなる対象者の自発的な行動に影響を及ぼすようにデザインされたプログラムの分析・企画・実施・評価を行うこと"とされている．商業分野のマーケティングが組織側の利益を目指すことに重点を置いているのに対し，対象となる人々や社会の利益を重視している（表 3・13）．

栄養教育では，子どもから大人まで対象となる世代の幅が広く，個人の食行動から食環境，食の安全性など，扱う内容も多岐にわたる．顧客重視のマーケティングの手法は，対象集団の明確化やそのニーズの把握に有効であり，対象集団にとって採用しやすい内容の企画・実施につながる．さらにソーシャルマーケティングの手法を用いることで，対象となる集団の利益と満足だけでなく，サービスとしての栄養教育を提供する側の関心や利益も満たすことができるような，win-win の関係の構築につながる．また，企業のソーシャルマーケティング*では，行動変容に焦点を当てることによって，企業の他の社会的活動とは明確に区別される．このようなマーケティングプロセスは，知識や態度の変容よりも学習者自身

ソーシャルマーケティング: social marketing
コトラー: P. Kotler
ザルツマン: G. Zaltman
アンドレアセン: A.R. Andreasen

* 米国セブン-イレブンでは，ソーシャルマーケティングとして，行動目標（散らかったゴミを片付ける），ターゲット（ファストフードを食べる人，16歳〜24歳で1日50マイル以上を運転する人），実施例（POP，催物），おもなパートナー（テキサス州運輸局，キープ・テキサス・ビューティフル）の事例がある．

表 3・13 商業分野のマーケティングとソーシャルマーケティング

	商業分野のマーケティング	ソーシャルマーケティング
適 用	営利事業組織である企業	行政，医療，教育関連の非営利組織などの活動，あるいは，企業の社会的責任の達成に関連する活動
利 益	組織の利益や利潤	対象集団における個人の利益と社会全体の福祉の向上
方 法	顧客・消費者の立場に立ち，そのニーズ，欲求を的確に把握し，それを製品，サービスの創造に反映させる	公衆衛生，治安，環境，公共福祉など多岐にわたる 対象集団ならびにマーケティングに携わる組織の双方にとって満足する方法

による主体的な行動の変容と維持に焦点を当てるという点で，栄養教育において重視される．

栄養教育でのソーシャルマーケティングは，事前調査の実施，戦略分析，教育プログラムの開発と実施，評価という手順で進む（図3・11）．栄養教育マネジメントと比べて，戦略分析に大きな特徴がある（表3・14）．

地域の農業支援を活動目的としたNPO法人が，生産者と消費者とのつながりを目指して，農産物直売所を活用して行った野菜摂取を促す食育活動の例を表3・15に示す．

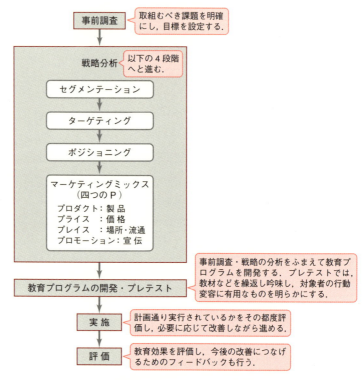

図3・11　栄養教育でのソーシャルマーケティングの流れ

セグメンテーションとターゲティング

栄養教育のプロセス評価時に，支援者から，たとえば"介護予防の教室に来るのは元気な高齢者ばかりで，本当に支援が必要な人は来ていない"といったような感想（不満）を聞くことがしばしばある．これは，"元気なうちに学んで介護にならないようにしたい"という学習者に対して，支援者が介護予防と言っておきながら，今支援が必要な高齢者に関心が向いてしまっているという，市場細分化（マーケットセグメンテーション）ができていない典型例である．マーケティングでは，セグメンテーションで行動的変数も用いて細分化することを重視している．学習者にとっての利益と支援者の使命の達成の双方を得るためには，学習者が栄養教室に参加する動機は何か，参加することによってどのような利益を得たいと思っているかなど，学習者志向（顧客志向）の発想が重要である．

表3・14 戦略分析の概要

セグメンテーション（市場細分化）（segmentation）	市場を構成している対象者を，共通するニーズや特性などで細分化すること． 背　景：多様化している対象者のニーズに応えるため，市場構成する複数の対象者のグループ（セグメント）に，適切なプログラムを提供する必要がある． 基準の例 ・人口統計学的変数：性別，年齢など． ・地理的変数：国，地域など． ・心理学的変数：意欲，自己効力感など．
ターゲティング（targeting）	各セグメントの分析から，直接的なターゲットとする対象集団を決定する．
ポジショニング（positioning）	提供しようとしている教育を，対象者の心の中にどのように位置づけたらよいかを明確にする． 対象者が，その教育を，他の競合する教育よりも価値があると位置づける．
マーケティングミックス（四つのP）*（marketing mix）	次の四つのPを適切に組合わせることにより，人々の行動の変容は効率的に促される． プロダクト（product） 　対象者のニーズを満たすために提供するもの．有形のものだけでなく，対象者に行ってほしい（行動変容してほしい）行動そのもの，行動変容をサポートするサービスも含む． プライス（price） 　対象者が行動変容を起こす際に生じるコスト．経済的（費用負担など），時間的（教育を受けるための時間など），心理的（行動変容によって生じる精神的負担など）コストがある．これらのコストを負担してでも，プロダクトによる利益を得たいと思わせる． プレイス（place） 　対象者に行ってほしい行動を起こす場所，プロダクトやサービスを得られる場所． プロモーション（promotion） 　対象者に情報を届ける手段（冊子，ポスター，メディア，インターネット，口コミなど）．

＊ マーケティングミックスのPには，四つのPのほかに，policy（政策），partnership（連携），publics（大衆），purse strings（財源）などのPがある．

表3・15 ソーシャルマーケティングの戦略分析 例

事前調査		農産物直売所を利用圏内とする地域住民の食生活課題を抽出． 目標は野菜の摂取量を増やすことを目指して，"野菜料理プラス1"の実践を目標とする［食物摂取状況・食行動の改善］．
セグメンテーション ターゲティング ポジショニング		農産物直売所を利用している地域住民のなかから，子育て世代の主婦を直接的なターゲット集団と設定． そのターゲット集団へのフォーカスグループインタビューを実施．食生活改善および直売所での取組みへのニーズを把握． プログラム実施側の直売所のスタッフ，生産者にもフォーカスグループインタビューを実施し，実現可能性および継続性のあるプログラム開発を検討．
マーケティングミックス	プロダクト	"野菜料理プラス1"ゲームへの参加およびチェックノートの利用．具体的なメリットはレシピコンテスト参加賞（地場産の野菜プレゼント，レシピ集）．
	プライス	安くて新鮮な野菜が入手でき，買い物のついでで余計な時間がかからず，お得感がある．
	プレイス	日常的な食品購入の場．
	プロモーション	モニターはイベント期間中全商品5％割引．当日は直売所入り口でスタッフが参加を声がけ．生産者の顔写真や直筆のコメントを入れた野菜レシピリーフレットをプレゼント．

3・6・3 生態学的モデル

生態学的モデル:
ecological model

生態学的モデルは，人間の行動に影響を及ぼす社会的，心理学的影響を考慮しつつ，環境的，政策的な視点を重視した複数の階層構造からなる**マルチレベルモデル**である．欧米を中心に，ヘルスプロモーションの実践や研究で用いられている．

マクレロイ: K.R. Mcleroy

マクレロイら（1988）は，人の健康を決定する要因を，① 個人内・個人的レベル，② 個人間レベル，③ 組織的レベル，④ コミュニティ・地域レベル，⑤ 公共政策的レベルの5段階のレベルで説明した（図3・12）．このような多様なレ

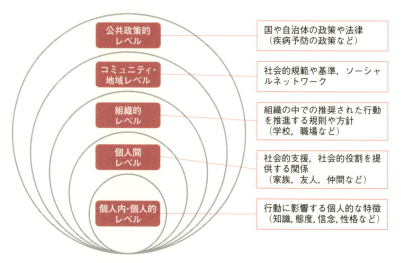

図3・12　生態学的モデルにおける健康の決定要因　[K.R. McLeroy, D. Bibeau, A. Steckler, K. Glanz, *Health Educ. Q.*, **15**, 351～377（1988）をもとに作成]

表3・16　成人の肥満予対策の取組みにおける健康の決定要因　例

個人内・個人的レベル	肥満度の改善，食事摂取量（過剰摂取）とエネルギー消費量（運動や身体活動不足）の改善．
個人間レベル	家族の支援（家庭での調理担当者による食事の工夫，家族が運動を一緒に行ったり励ましたりする），職場の仲間や友人の支援（減量や食事管理への励まし，協力）．
組織的レベル	職場の支援（職員の健康増進についての指針が掲げられている，社員食堂で肥満改善のためのメニューを提供，食事や運動に関する研修会の開催，身体活動を増やすために階段使用を勧めるなどの取組み）． 労働状況（適切な時間に食事が摂れる環境）．
コミュニティ・地域レベル	飲食店や食料品店において，ヘルシーメニュー，弁当，総菜などの提供． 地域における肥満改善をテーマとした教室の開催など，地域をあげた取組みが行われ，地域住民全体がより健康的な行動をとることが望ましいと理解している． 医療が充実している． 食料品店や運動施設への交通機関が整備されている． 安心して運動できる環境が整っている（歩道の整備，レジャーや運動施設の充実）．
公共政策的レベル	健康日本21において，国の目標として成人肥満の改善，身体活動や運動を増加させるための環境整備などが掲げられている．

ベルで介入することは，個人の行動変容を最大限ひき出す．たとえば，個人が望ましい野菜摂取行動の習慣化を図るとき，家族が野菜を常に購入し副菜として食卓に用意してくれ（個人間レベル），職場の社員食堂では主食・主菜・副菜の揃った定食メニューだけでなく，野菜を使った小鉢の料理が常に提供されていたり，卓上メモに野菜の豆知識が書かれたりしている（組織的レベル）．地域の商店街では野菜たっぷりメニューを出してくれる外食店や地場産の野菜を扱った直売所があり，食料品店のスタッフが"野菜をたっぷり食べるのは健康によいですね"と言葉がけする（コミュニティ・地域レベル）．自治体の施策として，健康づくり応援店制度や，高血圧予防と野菜摂取や減塩に関する教育啓発事業を推進する（公共政策的レベル）．

このような生態学的モデルを活用することで，行動変容につなげるために段階ごとに何に働きかけたらよいかを明確化することができ，戦略を立て，個人から政策までの包括的な介入を行うことが可能になる．このモデルを用いた成功例として，たばこ対策や身体活動促進に関わる集団戦略への活用報告があり，その有用性が実証されている．

成人を対象とした肥満予防策の取組みにおける健康決定要因の例を表3・16に示す．

4 ライフステージ・ライフスタイル別栄養教育の展開

4・1 妊娠・授乳期の栄養教育

4・1・1 妊娠・授乳期とは

　妊娠期は，受精卵が着床し母体との間に胎盤を介して物質交換を開始し，やがて胎児が発育して分娩に至る期間をいう．妊娠期間は，最終月経の初日から約40週と考えられ，**妊娠初期**（0～13週），**中期**（14～27週），**後期**（28週以降）で示される．授乳は新生児や乳児に乳汁を与えることをいう．母親が健康で分泌量が十分であれば母乳を与えるべきである．分娩後1日以内に開始され，約8割の者が2歳までに授乳を終える．

　妊娠期・**授乳期**の母親には，短期間に急激な身体的な変化やライフスタイルの変化，家族との関係性の変化が起こり，心身への負担が大きい．この時期は，子どもの胎児期・乳児期にもあたることから，教育内容は母親と子ども，双方に関するものが含まれる．

　子どもは，胎児期の約10カ月の間に器官や機能が急激に成長する．出生後も心身の成長が著しく，約1年の間に乳汁のみの食事から固形物の摂食に移行し，食べさせてもらうから自分で食べる摂食方法に変化する．また，さまざまな精神的な発達もみられる．

　母親は妊娠がわかった時点で自治体に妊娠届けを出し，**母子健康手帳**を受取り，**妊婦健康診査**（以下，妊婦健診）を受診し，定期的に母子の健康状態の観察を行う．子育て支援をはじめ，国や自治体には多くの支援制度がある．

4・1・2 妊娠・授乳期の特徴的なライフスタイル

　妊娠期は，母親の生活が胎児に影響するため，食事や睡眠，疲労などに気をつけた生活になる．出産後は，夜中の授乳などによって不規則な生活になる．離乳食開始後は，子どもの発育に応じた食事や生活リズム，環境づくりが必要になる．妊娠，出産，育児による生活の変化は，母親と子どもだけに起こるものではなく，父親やきょうだいなどの家族にも，精神面も含め多くの影響がもたらされる．

　母親の就業状況は，そのライフスタイルに大きく影響する．就業のある母親は，産休・育休明けから子どもを保育所などに預ける．家庭での保育から外部での保育にスムーズに移行できるよう，慣らし保育の時期があるものの，子どもがすぐにその習慣に慣れるわけではない．したがって，母乳栄養であった子どもは哺乳瓶で冷凍母乳または粉ミルクを飲めるようにしておく．保育所の登園時間に

母子健康手帳：妊娠が確定すると，市区町村の母子保健窓口で母子健康手帳の交付を受け，妊産婦登録が行われる．妊婦健診の記録，乳幼児の予防接種状況など，母子に関するさまざまな医療情報が1冊にまとめられるため，どの医療機関を受診しても一貫したケアが継続される．

妊婦健康診査：病院，診療所，助産所などで受けられる．毎回共通する基本的な項目（健康状態の把握，検査計測，保健指導）と，必要に応じて行う医学的検査（血液検査，超音波検査，子宮頸がん健診，性器クラミジア，B型溶血性レンサ球菌など）がある．

健やか親子21（第2次）：2015年から10年間の目標で始まったものである（厚生労働省）．三つの基盤課題と二つの重点課題を設け，"すべての子どもが健やかに育つ社会"を目標として，すべての国民が地域や家庭環境などの違いにかかわらず，同じ水準の母子保健サービスが受けられることを目指している．（付録B-3, p.139参照）

表4・1 妊娠期・授乳期のライフスタイルをみるうえでの留意点

母親の就業	母親は働いているか, 働いていないか. 就業形態はフルタイムか, パートタイムか, 時短勤務か.
保育状況	乳児の場合, 保育施設に通っているか.
きょうだい	第一子か, きょうだいはいるか (人数, 年齢).
父親の居住, 就業	父親は同居か, 別居か, 不在か. 就業状態, 形態はどうか.
父親の家事協力	父親は家事や育児に協力的か.
血縁者の居住地	血縁者は近隣に住んでいるか, 遠方か. 援助や協力を得られるか. 保育施設は近隣か.
居住環境など	自治体での子育て支援は使いやすいか. 地域に子育て支援団体やボランティアはいるか.

合うようにリズムを整えるなど, 入園前から準備が始まる (表4・1).

4・1・3 妊娠・授乳期の健康・栄養状態の課題

妊娠期では, **妊娠悪阻**, 便秘, 貧血など, 妊娠期全般にわたって健康・栄養状態は変化する. また, **妊娠高血圧症候群, 妊娠糖尿病**などのリスクも高い. 母親の年齢層は10代～50代までと幅広い. 経過を細かに観察しながら課題を見極め, 対応する (表4・2).

すべての妊婦に共通する重要な管理事項は, 適切な体重増加である. 不必要な体重増加の抑制は, 早産や**低出生体重児**のリスクを高める (次ページのコラム参照). 分娩後, 身体の回復期であるにもかかわらず, 妊娠前の体型に戻したいと

妊娠全期間を通しての推奨体重増加量: 適切な体重増加量の目安は, 妊娠前の体格がやせ (BMI 18.5未満) は9～12 kg, ふつう (BMI 18.5以上25.0未満) は7～12 kg, 肥満 (BMI 25.0以上) は個別対応とする.

低出生体重児: 体重が2500 g未満で産まれた子どもをいう.

表4・2 妊娠期・授乳期におけるおもな健康・栄養状態の課題とアセスメントならびに留意点

健康・栄養状態	アセスメント方法	留意点
QOL 食関連QOL	問診または質問紙	妊娠の時期や授乳の状況によって体調や制約は大きく変化する. 経過を追って, 継続的にみることが重要である.
主観的健康感	問診または質問紙	
体重の増加量	体重測定	妊婦健診ごとに結果が母子健康手帳に記載される. 体重増加は適切か観察する.
貧血	血液検査	程度によって, 食事管理の対応だけでなく, 鉄剤の処方が必要な場合もある.
便秘	問診または質問紙	いきむことは推奨されない. 食事での改善が困難な場合, 妊婦用の便秘薬が処方される.
妊娠悪阻	問診または質問紙	医師による診断となる. 入院措置がとられる場合もある.
妊娠高血圧症候群 妊娠糖尿病	血圧測定 尿検査 触診による浮腫の有無 血糖値測定	妊婦健診で必ず検査され, 母子健康手帳に記録される.
産後うつ マタニティブルーズ	問診または質問紙 観察評価	家族や支援者が客観的に評価をすることも必要である.

> **生活習慣病胎児期発症説**
>
> 早産や多胎妊娠のほか，近年では，母体の体重増加が少なく，体内で十分な栄養摂取ができなかった低出生体重児の増加が問題となっている．正常体重児より帝王切開分娩の割合が高いといったリスクのほか，子宮内の低栄養環境下での発育によって，膵臓や腎臓などの解剖学的な構造変化や，低栄養に適応した遺伝子発現の変化が生じるなど，胎内で生活習慣病の素因が形成され，出生後に過剰栄養や運動不足などのリスクにさらされることで，将来，肥満，高血圧症，糖尿病，虚血性心疾患などの生活習慣病を発症しやすくなるという説である（D.J. Barker ら，1986）．

いう思いから過度な食事制限を行うと，母乳や授乳に悪影響が生じる．このような母親の体型に対する認知のゆがみなども把握する必要がある．

精神的健康面における特徴として，分娩によるホルモンバランスの変化や育児不安などによる情緒面の不安定さがあげられる．出産直後に起こりやすい**マタニティブルーズ**，出産後1〜2週間から数カ月以内に起こる**産後うつ**がある．

4・1・4 妊娠・授乳期の日常の生活習慣や食生活の課題

妊娠・授乳期は，母親の経過や子どもの成長に伴い，母親の生活も大きく変化する．母親には，妊娠・授乳の時期によって負荷や制限が生じるため，適切な知識の習得が重要な課題となる．また，この時期の母親の生活が胎児，乳児の成長に関わることから，一般的に母親の食への関心は高まる．一方で，無関心であり，生活・食生活の習慣を変えたくないという者もいる．その障害となっている要因を明らかにし，課題を特定する（表4・3）．

子どもの食物摂取状況は，**離乳食**が進むにつれ，調理担当者の知識や価値観，スキルなどが反映される．たとえば，離乳食に対する態度は，母親によって異なる．時間に余裕がないときは無理せずベビーフードを活用する，という考えもある．それなのに，手づくりを強く推奨されたことで，母親の心身のストレスが高じ，子どもの離乳が進まなくなるなどの弊害が生じることもある．

環境では，家族の生活リズムや習慣が母親のみならず子どもにも適切なものか，家族や職場で出産・育児の理解や協力が得られているか，地域ではどのような子育て支援を受けることができるか，妊娠期からの先を見通した環境づくりや，現在の環境の中での最善の方策など，さまざまな視点から課題を検討する．

4・1・5 妊娠・授乳期の栄養教育の場や実施者

妊娠期の栄養教育は，妊婦健診のために通院する病院，行政が行う母親学級や両親学級などの場で実施される．両親学級などでは，就業者が参加しやすいように土・日の開催も増えてきている．教育者の多くは看護師や保健師，助産師である．妊娠糖尿病などを発症し入院などの処置が行われる場合は，管理栄養士が直接，学習者に栄養教育を実施する．

授乳期の栄養教育は，保健所などの行政機関や地域の子育て支援を行う保育施設などで実施される．参加者は母親とその子どもとなるため，子どもの保育環境

マタニティブルーズ：分娩によるホルモンバランスの変化などにより，涙もろさ，頭痛などの症状を示し，出産直後から2週間以内で治る一過性のもの．

産後うつ：出産後1〜2週間から数カ月以内に起こり，気分の落ち込みや日常生活に興味がなくなる，食欲不振または増加，不眠または睡眠過多，疲労感，無気力などの症状がみられる．多くの場合は長く経過せずに治るが，重症化すると自殺などのリスクも生じるため，専門的な支援が必要となる．

表 4・3 妊娠・授乳期におけるおもな日常の生活・食生活の課題ならびに栄養教育企画における留意点

生活・食生活	課題	留意点
結果目標・行動目標／結果評価・影響評価		
食物摂取状況	望ましい体重増加に見合った食事量か 妊娠高血圧症候群などのリスクを下げる栄養管理が必要	妊娠前と妊娠・授乳期で気をつける習慣を併せて課題を整理する． 基本的には食品や料理レベルで考え，鉄や葉酸，ビタミンAなど栄養素レベルも考慮する．
食事状況	こまめな間食が必要	つわりや妊娠後期で一度に食べられない場合，少量頻回で食事を摂る．
食行動	朝食欠食 夜遅い食事 食事づくり，購入，準備が難しくなる	胎児のために生活リズムの見直しを行うようにする． つわりや妊娠による活動量の制限，授乳期で外出が難しいなどの理由から食事づくりが難しくなる． 食材購入の環境やソーシャルサポートの要因も併せて整理する．
生活行動	喫煙 飲酒 睡眠 妊婦健診の未受診	本人の行動だけでなく，家族や職場の副流煙も含めて把握する． 経済的理由が多い．市区町村の行政支援内容の把握，関連機関との連携が必要である．
学習目標／経過評価		
知識・スキル・態度	食に対する関心 嗜好 食知識の誤りや低さ	母親の食に対する関心は比較的高い． 妊娠高血圧症候群や妊娠糖尿病の予防のためにも嗜好を把握する． 適切な情報が得られているか，確認する．
環境目標／影響評価		
環境	家族，職場，地域の支援 食物，情報へのアクセス	地域の子育て支援団体などとの関わり 職場の理解や子育て制度 父親の職場の子育て制度や活用実績

表 4・4 妊娠・授乳期の栄養教育の企画における 4W1H の例

	留意点
Who（誰が）	管理栄養士などの栄養教育者 助産師，保健師，看護師など
Whom（誰に）	学習者 学習者の家族
When（いつ） Where（どこで）	学習者が集まることができる場や時間か． 学習者の特性に応じた場の設定ができているか． 〈妊娠期〉 ・就業の有無によって参加のしやすさが異なるため，学習者の属性の設定を見極める． ・妊娠の時期によって体調や体型が異なるため，それらを考慮した環境を設定する． 〈授乳期〉 ・子どもの生活リズムに無理がない時間帯を設定する． ・学習内容によっては，きょうだいを含め母子分離が必要である場合，保育者・保育スペースを準備する． ・母子分離をしない場合，環境を考慮する． ・授乳スペース，おむつ交換場所，ベビーカー置き場，子ども用品の荷物置き場などの環境を整備する．
How（教材や学習形態）	"妊産婦のための食生活指針"や"授乳・離乳の支援ガイド"などのガイドや教材 グループディスカッション
多分野との連携	保育・医療・看護などの専門家 行政の健康増進課や保育課など，自主グループ，NPO法人など

の設定が重要となる．学習者が参加しやすいと感じる細やかな対応が必要である（表4・4）．

4・1・6　妊娠・授乳期の栄養教育のポイント

妊娠期では，推奨される体重増加量の表を用いて，最初の妊婦健診で体重増加量の目標値を設定させる産院もある．厚生労働省が公開しているガイドなどの教育教材は，学習者が自己の食生活についてセルフモニタリングし，セルフコントロールすることに役立つ．

授乳・離乳の支援ガイド：付録 C-4（p.142）参照．

授乳・離乳期では，**授乳・離乳の支援ガイド**が参考になる．働きながら母乳育児を続けるポイントなども載っている．対象者の生活状況やニーズに応じた教育を企画するが，特に第一子の場合，母親が子どもの成長の見通しをもちにくい．現段階の子どもに関する事項だけでなく，今後の成長の見通しができる教材などの工夫が必要である．

行政や各種団体が開催する子育て支援のワークショップなどの集団教育は，地域に暮らす他の母子とのつながりや地域の子育て情報などネットワークづくりにもなる．参加者のなかの子育て経験者がよきアドバイザーとなることから，血縁者が遠方である場合など，子育てが孤立しやすい家庭には重要である．

保育所などで保護者に対し栄養教育を実施する場合，保育士と保護者が記す連絡帳を活用した情報収集を行い，個別相談などにつなげる．その際，各施設の離乳食展開の方針などを示し，家庭，保育，看護と連携した授乳や離乳食の展開をしていく．働く保護者は，限られた時間の中での子どもとの生活である点も考慮した支援を行う．

4・1・7　妊娠・授乳期の栄養教育の事例（個別カウンセリング）

> **【事例】保育所に通い始めた生後10カ月児とその母親**
> 慣らし保育で離乳食（3回食）を開始し，自分で食べられるように環境を整え，保育士が食べ物を手渡したが，子どもが手を伸ばすことはまったくなかった．また，咀嚼も緩慢で，意欲的に食事に取込む様子はない．保護者からの事前のコメントでは，"何でも与えたものは食べます"とのことであった．

乳児期から幼児期への移行は，約1年かけて行われ，離乳食の段階も約2カ月ごとに変化する．そのため，日々の少しずつの変化を見逃さず，保育所と家庭が密に連携をとって進めていくことが望ましい．アセスメントでは，家庭での子どもと保護者の関係や食卓環境を把握し，何が障害になっているかを整理する．食卓での関わり方を調べるため，保育所での給食を食べさせてもらう機会を設け，専門家が観察することもある．現在の発達状況や今後の見通しについての専門家と保護者の違いも確認しておくとよい．個別栄養のカウンセリング例と留意点を表4・5と表4・6に示す．

表 4・5 乳児期から幼児期の子どもの保護者を対象とした個別栄養カウンセリング 例

計画	アセスメント	QOL，食関連 QOL 保育所での給食の様子（保育士） 家庭での食物摂取状況 家庭での保護者や家族の関わり
	課題の抽出，整理	家庭では，食事を手づかみできるようにしていない． 母親は手づかみの重要性は知っているが，他の家族が嫌がるためさせられない． 手づかみ食べのための環境をつくる自信が低い． 子どもは自ら意欲的に手を出して食べない．
	目標設定[†1]	子どもが自ら意欲的に食事を食べる．
実施	課題の確認と乳幼児の食発達の説明（学習目標）[†2]	手づかみからの食発達 手づかみの支援方法
	結果目標と行動目標の決定	結果目標 ・子どもが食事に意欲的になる． ・子どもが手づかみする． 行動目標：保護者は，家庭でも子どもが手づかみをするための食卓を整える．
	目標期間の確認	2カ月（3回食を終え，完了食への移行を目指す）
	経過評価[†3]	保護者が記載する連絡帳の内容を確認する． 送迎時に母親とコミュニケーションをとり，家庭での様子を尋ねる．
評価	影響評価	子どもの手づかみの食発達について理解できたか． 手づかみ食べの環境を整える自信は高まったか． 家族の手づかみ食べに対する理解は深まったか． 家庭で手づかみをしやすい食卓を整える頻度が増えたか．
	結果評価	子どもが自ら意欲的に食事を食べる頻度が増えたか．
見直し・改善	課題の確認	親の感想・希望を聞く． 母親の改善した行動の自信を高める．
	改善事項の継続と新たな目標の設定	現在の目標の見直し，行動の変化によってみえた新しい課題について目標を設定する．

[†1] 就業のある母親にとって保育所とまったく同じ支援を子どもに提供することは難しい場合が多い．無理に高い目標を設定しない．
[†2] 家庭で子どもの手づかみできるよう食卓環境を整えるためにできることを保護者と共に考え，スモールステップで成功体験を重ね，行動変容の自信（自己効力感）を高めていく．また，行動を起こし継続させるための自信を高めるだけでなく，手づかみの経験がその後の食具の使い方につながる発達の見通しを保護者と共有することで，結果期待を高める．
[†3] 経過評価は，"評価"ではあるが，カウンセリングを行いながらプロセスを評価することから実施内容を示した．

表 4・6 乳幼児期の保護者を対象とした個別栄養カウンセリングの留意点

家庭と保育所の連携	保育所の給食で実施する支援方法をモデルとし，家庭でも同様に進められるよう連携を図る．
日々子どもの成長を保護者と共有する	子どもの成長は日々少しずつ変化する．少しの変化でも保護者と教育者が共有し，喜びを分かち合うことで，保護者の行動変容の自信が高められる．
教育者同士の連携	保育所では，勤務時間の関係上，必ず同じ者が保護者に対応できるわけではない．そのため，教育者同士が連携をしっかりとる．

表4・7 妊婦への母親学級での栄養教育の実施例

計画	アセスメント	妊婦健診や質問紙調査[†1] 調査データ（例：20〜30代の朝食欠食が多い，20代のやせが多い，低出生体重児が多い）
	課題抽出	適切な体重管理を行う． 若年女性のやせ願望による体重抑制の認知． 妊娠前からの食習慣や生活リズムの乱れ． 妊娠期のための食事の準備行動，スキル，知識が低い． 家族の支援が得られにくい． ママ友など地域とのつながりが少ない．
	優先課題決定	妊娠期の適切な体重増加のための食事準備行動を高めるよう支援する． 家族だけでなくママ友などの地域のソーシャルサポートが得られるようにする．
	目的設定[†2]	学習者のソーシャルサポートを高め，妊娠期のための食事準備行動を獲得し，出産までの適切な体重管理を行う．
	栄養教育計画作成	実施目標：参加者の満足度が高い． 学習目標 ・妊娠期の食事において注意すべきことを知っている人を増やす． ・妊娠中の各期に適切な食事を準備できる人を増やす． 行動目標 ・適切な体重管理を行う人を増やす． ・妊娠期に適切な食事をする人を増やす． 環境目標[†3] ・地域の人とのつながりをもつ人を増やす． ・家庭の支援がある人を増やす． 結果目標 ・推奨される体重の増加で出産する人を増やす． ・各期の適切な食物摂取状況にある人を増やす．
	教室プログラム作成	スタッフ：管理栄養士，看護師，助産師 内　容 ・体重管理と妊娠期の食事準備の管理（セルフモニタリング） ・家庭でソーシャルサポートを得る方法（ロールプレイ）
実施	教室案内	掲示，ホームページ
	教室実施	教室2時間のうち30分程度
評価	経過評価[†4]	参加数・参加率 計画どおりだったか 学習者の反応，理解度
	影響評価	学習目標，環境目標，行動目標の達成度
	結果評価	出産までの体重増加量 食物摂取状況
見直し・改善	課題の確認	セルフモニタリングシートなど教材を改善する．
	フィードバック	報告書をクリニックに提出し回覧する．

[†1] 妊娠期の特性として，葉酸，ビタミンAの摂取や，貧血，高血圧などに関する内容を取入れた栄養教室も多い．サプリメントの使用も多いため，過剰摂取の課題の有無の確認も必要となる．食物摂取状況もアセスメントしておく．また，ママ友はいるかなどの地域とのつながりや，環境要因のアセスメントも必要．
[†2] 栄養教室を実施する目的．
[†3] 体調の変化が大きい妊娠期を支える人や地域の環境，体調がすぐれないときの食事の準備に関するアクセス状況を調べる．また，妊娠期に気をつける食事の準備行動のためのアクセス環境も把握する．評価方法は，妊婦の主観と合わせて教育者が地域の店舗などを調べ，教育内容に活かすこともできる．
[†4] 母親学級は，一度きりの参加ではあるが，毎月開催されるため，参加数・参加率，計画どおりだったか，学習者の反応，理解度などの経過評価は次回の開催に向けて重要である．

4・1・8 妊娠・授乳期の栄養教育の事例（集団教室）

> **【事例】クリニックで実施する妊娠初期～中期の女性を対象とした栄養教育**
> 市区町村の保健センターや産院などでは，妊娠初期～中期の妊婦を対象に妊娠から出産までの過ごし方や見通しに関する母親学級を開催し，その中で，妊娠期の栄養を取扱っている．

母親学級は基本的に1回限りの教室であるため，参加者のアセスメントを行う場合は，参加者が参加申込みをする際に質問紙への回答を求める．母親学級の開催情報は，妊婦健診を受ける産院の掲示板やホームページ，市区町村のホームページなどで得られる．自主参加のため，参加者はモチベーションの高い者が多くなる．本事例の行動目標は出産までの適切な体重増加としたため，体重管理と食事の準備行動についてセルフモニタリングを行う．教材は"妊産婦のための食生活指針"，"食事バランスガイド"を活用する．母親学級での栄養教育の実施例を表4・7に示す．

妊産婦のための食生活指針：付録C-3（p.142）参照．
食事バランスガイド：付録C-2（p.141）参照．

4・2 乳幼児期の栄養教育

4・2・1 乳幼児とは

児童福祉法では，乳児期は満1歳未満，幼児期は満1歳から小学校就学までと記されている．乳児期は，乳汁のみと離乳食の時期があり，離乳食はおおむね5～6カ月から始まり，1歳前後で完了食となり，1歳半ごろから幼児食が始まる．この時期の母親は授乳期にあたり，通常，母親への栄養教育では乳児期の子どもの内容も含まれる．幼児期は，1～2歳の幼児期前期，3～5歳の幼児期後期に分けられる．ここでは，離乳食を完了し，幼児食を食べる子どもについて記す．

幼児期は，心身ともに発達が著しい時期である．身体活動では，行動範囲が広がり運動量が増える．精神面では，1歳ごろに自我の芽生え，2歳ごろに**第一次反抗期**，3歳ごろに社会性の芽生え，4歳ごろに自制心の形成，5～6歳ごろには社会性の発達など，目覚ましい発達をみせる．このような子どもの著しい成長・発達に対し，保護者はついていけず不安になりやすい．保護者の不安を傾聴したうえで，その後の子どもの成長を見通し，子どもの年齢や個性に応じた支援が必要な時期である．

> **保育所，幼稚園，認定こども園**
> 保育所は，0～5歳の子どもを対象に共働き世帯など，保護者の就業などのため家庭で保育のできない家庭に代わって保育をする施設．幼稚園は，3～5歳の子どもに対し小学校以降の教育の基礎をつくるための幼児期の教育を行う学校．認定こども園は，保育所と幼稚園の両方の機能や特徴を併せもち，地域の子育て支援も行う施設であり，保護者の就業状況にかかわらず，3～5歳の子どもはすべて教育と保育を受けられ，また保護者が途中で就業しなくなった場合も継続して園に通うことができる（保育所は通うことができなくなる場合がある）．各施設の管轄省庁は異なり，保育所が厚生労働省，幼稚園が文部科学省，こども園が内閣府となっている．

4・2・2 乳幼児期の特徴的なライフスタイル

生活リズムが確立するようになり，家庭を中心とした生活から，保育所，幼稚園，こども園などでの集団生活へ移行していく．保育所やこども園では，低年齢時から長時間家庭と離れ，生活のほとんどを集団で過ごす．一方，幼稚園は，3歳以降からの入園であり，園での滞在時間も短い（表 4・8）．

表 4・8 乳幼児期のライフスタイルをみるうえでの留意点

母親の就業	母親は働いているか，働いていないか．就業形態は，フルタイムかパートタイマーか時短勤務中か．
保育状況	保育施設（保育所，幼稚園，こども園など）に通っているか．
きょうだい	第一子か，きょうだいはいるか（人数，年齢）．
父親の就業	父親の就業状態，形態はどうか．
父親の家事協力	父親は家事，育児に協力的か．
血縁者の居住地	血縁者は近隣に住んでいるか，遠方か．援助，協力を得られるか．

4・2・3 乳幼児期の健康・栄養状態の課題

身長や体重の伸びなど，健やかな成長が最も重要な課題である．幼児期前期ごろでは，体重の増加が停滞することもある．一時点での判断ではなく**成長曲線**（身体発育曲線）に当てはめて判断する．また，子どもの摂食量に変化があった場合も，発育に影響が生じていないか判断する．不定愁訴では，担任保育士などと連携し，背景にある家庭の生活習慣の要因を把握する．排便の回数や便の状態は，子どもの健康状態をみるためのよい指標である．軟便の場合は感染症などが疑われ，便秘の場合は日々の生活リズムの見直しなどが必要となる．また，ひとりの世界での食事から幼児期後期には友達と楽しくやりとりをしながら食事ができるようになっているかを見極める（表 4・9）．

4・2・4 乳幼児期の日常の生活習慣や食生活の課題

生活習慣では生活リズムの乱れが課題となる．保護者の就業などの影響が大きく，遅い就寝時間，遅い起床時間，朝食欠食，登園後活発に遊べない，イライラするなどがみられる．子どものどのような乱れに，保護者のどのようなライフスタイルや態度などが関連するのか，その要因をアセスメントする（表 4・10）．

食物摂取では，野菜の摂取不足が多くみられる．原因として，子どもの好き嫌いのほか，保護者の調理スキルの低さや調理にかける時間の制約から料理数が限られるなどがあげられる．食行動では，間食の摂り方・与え方に課題がみられる．夕食前に菓子などを食べ，夕食が食べられなくなるなど，間食の内容だけでなく，1日の生活の中で課題をみる必要がある．乳幼児期では，食べさせてもらう立場から自分で食べる立場に変わる．自分ひとりで食べる，食べる準備をする，後片付けをする，箸の持ち方も含めマナーよく食べる，自分で考えて食べる工夫をする，他者とコミュニケーションをとりながら食べるなど，獲得する食行動の発達は多岐にわたるため，課題の整理が重要である．

表4・9 乳幼児期におけるおもな健康・栄養状態の課題とアセスメントならびに留意点

健康・栄養状態	アセスメント方法	留意点
QOL 食関連QOL	問診または質問紙 観察評価	QOL：毎日楽しそうに過ごしているなどをみる． 食関連QOL：食事を楽しみにしているなどをみる．
主観的健康感	問診または質問紙 観察評価	元気に遊んでいるかなど．保護者か保育者が子どもを客観的に捉えた姿を回答する．
不定愁訴	問診または質問紙 観察評価	だるそうである，遊びに積極的に参加したがらないなどをみる． 朝食欠食や休日の疲れが残るなど，その背景にある生活の要因を連絡帳や保護者から聞き取る．
体格の変化	身体計測	毎月の身体計測の身長・体重からカウプ指数を算出する． 看護師と相談し，成長曲線に当てはめた対応が必要である．
排便	問診，質問紙，連絡帳	日々の排便の回数など

表4・10 乳幼児期におけるおもな日常の生活・食生活の課題と栄養教育企画における留意点

生活・食生活	課題	留意点
結果目標・行動目標／結果評価・影響評価		
食物摂取状況	野菜の摂取不足	食品や料理レベルでの教育
食行動	朝食欠食 夜遅い食事 不規則な間食 ひとり食べ 食べる準備や片付けのお手伝い マナー	家庭の環境や家族の食行動も含めた教育 菓子の置き場など家庭内の食環境が整っているか． 保護者自身がモデルとなっている自覚をもたせる． 保護者がその発達段階を見通せるようにする．
生活行動	よく体を動かしているか／遊んでいるか*． 就寝時間は遅くないか．	さまざまな動き（動作）を習得させる． 1日の生活全体を見ながら，運動遊びを楽しんでやっているか．
学習目標／経過評価		
知識・スキル・態度	年齢に見合った食に関する知識があるか． 年齢に見合った食べることに関するスキルの向上がみられるか． 保護者の食べさせるためのスキルや調理スキル	三色食品群などの知識の学習（幼児期後期） 調理スキル，食物選択のスキルの獲得（幼児期後期）． 周囲の大人の関わり方で変わるため
環境目標／影響評価		
環境	家族の関わり 保育士などからの支援 園内の食環境 地域の人との交流	家族全体が学習者となることが望ましい． 保育士の関わり方 給食の提供の仕方や展示などの環境を整える． 地域の人との交流を通した，食に対する関心の向上

* アクティブ・チャイルド・プログラム（ACP, active child program）：子どもが発達段階に応じて身につけておくことが望ましい動きを習得する運動プログラムとして，日本体育協会が開発したものである．子どもの身体活動量の低下や運動離れは幼児期から起こっているとして，"幼児期からのACP" も取りまとめている．運動指導の現場へ普及を図るとともに，ホームページからも情報提供している．

4・2・5 乳幼児期の栄養教育の場や実施者

幼稚園や保育所，こども園が栄養教育の場である場合，通う子どもとその保護者が学習者であり，各施設の管理栄養士や保育士が教育者となる．日常的な実施が可能であり，各施設の特徴や通園状況などを考慮した教育を企画する．自治体では，保健センターや子育て支援センターなどで**乳幼児健康診査**や保健事業などの機会に，管理栄養士や保健師が個別または集団で保護者を対象とした栄養相談や栄養教室を実施している．地域の住民や，スーパーマーケットや食品工場などの企業が自主的に実施しているものもある．保育所や児童館，子育てひろば，コミュニティ・センターなどの公共施設，地域の商店など，さまざまな場で親子を対象とした企画がある．"まち全体で子どもを育てる"という地域ほど，"ご近所さん"や"近くの農家のお兄さん"なども含め，実にさまざまな大人が子どもの栄養教育に関わるようになってくる．いずれにも共通する留意点は，子どもを取巻く保育者の状況や家庭環境を整理し，学習者に合った栄養教育を企画することであり，したがって教育者養成も課題となる（表4・11）．

ねらいと内容：ねらいとは食育の目標をより具体化したものであり，子どもが身につけることが望まれる心情，意欲，態度などを示した事項．内容とはねらいを達成するために援助する事項．

表4・11 乳幼児期の栄養教育の企画における4W1Hの例

	留意点
Who（誰が）	施設に応じて，保育士，幼稚園教諭，管理栄養士など． 行政や地域の場合，管理栄養士，保健師，児童館のスタッフ，子育て支援ボランティア，関連企業スタッフなど．
Whom（誰に）	学習者は，家族，家族と子ども，子どもがある． 日常的に関わる家族に限定しない． 1歳であればすべての年齢が対象．
When（いつ） Where（どこで）	〈主たる学習者が家族の場合〉 ・就業のある保護者が参加しやすい時間帯や場所か． ・保育環境が整っているか． ・母子分離が難しい場合，子どもの集中力が続く短い時間の企画にする． ・送迎前後などの相談時間を検討し，相談室などの場の確保も必要． 〈主たる学習者が子どもの場合〉 ・基本的に園内や園周辺の地域を活用する． ・遊びの活動時間内で行う場合，午前中の活動時間を用いる．
How（教材や学習形態）	子どもの教材は，発達段階を考慮して選択する（表4・12参照）． 日々の連絡帳の活用する．

4・2・6 乳幼児期の栄養教育のポイント

通園する施設が行う場合，**幼稚園教育要領**（文部科学省），**保育所保育指針**（厚生労働省）の各解説を参考にする．各施設固有の状況や地域の実態に即し，目標を掲げ，計画的・総合的な実践につなげることが求められる．また，施設と家庭の対応が異なると，子どもは混乱してしまい，一貫した行動の獲得が難しくなることから，家庭との連携はきわめて重要である．低年齢児は，給食の提供方法など食環境を整えることがおもな教育となる．一方，年齢が上がると，自分で考え

保育所における食育の5項目：保育所では，"保育所における食育に関する指針"に示される5項目を参考にしている．
・食と健康
・食と人間関係
・食と文化
・いのちの育ちと食
・料理と食

て給食を工夫して食べる，友達と協力するなどして食に関する活動を行い食への関心を高めることなどができるようになる．

自治体が行う場合，学習者は基本的に保護者であるため，リーフレットなどを用いた情報提供や，専門家による講話やアドバイスが多い．学習者が理解しやすい，聞きやすい雰囲気づくりが重要である．子育てひろばなどでは，保護者と子ども，きょうだいも含めた家族が参加できる活動が企画されることも多い．地域に住む同世代の母子が交流することにより，ソーシャルネットワークの形成につながる（表4・12）．

表4・12 保育所などで用いられる教材や資源と留意点

教材の種類	具体例	留意点
図書	絵本，紙芝居，図鑑	日常的に手にとって自主的に読める内容．季節や行事を考慮した図書．
音楽	手遊び，歌	導入で活用する．季節を考慮し，日々の生活時間で繰返し実施する．
動きのある教材	エプロンシアター，パネルシアター，ペープサート，指人形	学習者が見やすい会場の設営．
展示	当日の給食，旬の食材，行事や文化を表す食物，ポスター，食育活動の様子	給食室の前や玄関など，子どもや家族が目につく場所を選ぶ．食育専用のコーナーの設定．
園内の環境	給食室，園庭の果樹，飼育動物，栽培物	給食に携わる人と子どもの交流．園内の動植物の成長を観察．
地域の資源	農家，八百屋などの食料品店やスーパー，飲食店，農業協同組合（農協），図書館	地域の中で子育てが行われていることが感じられるように家族にも伝える．

ペープサート：紙人形劇．paper puppet theater のこと．

4・2・7 乳幼児期の栄養教育の事例（個別カウンセリング）

【事例】保育所に通所したばかりの食事に興味を示さない1歳6カ月児の幼児とその母親

1歳クラスに入園し，約2週間の慣らし保育の間，母親から"子どもが食事を食べてくれない．一度口に入れても出してしまうので，私は怒るのだが，父親や祖母は甘いから怒らない．保育園でも食べられないのではないかと心配"という相談があった．そこで，アセスメントの段階から，管理栄養士，保育士，看護師が連携して対応した．

乳幼児期の栄養教育の場合，結果目標は子どものQOLの向上や健康・栄養状態の改善であるが，支援者である保護者の行動が子どもに大きく影響を及ぼしている場合は，学習目標や行動目標は保護者が対象となるものも設定する．たとえば，乳幼児期の子どもの行動の獲得には，保護者のモデリングが大きな役割を果たすことを伝え，保護者の行動目標に入れる．個別栄養カウンセリングの例と留意点を表4・13と表4・14に示す．

表4・13　1歳6カ月児の幼児と母親への個別栄養カウンセリング　例

計画	アセスメント 課題の抽出，整理†1	低出生児であったことを気にしすぎて，現在の体格に満足できない． 子どもが食べないことを気にしすぎる． 子どもが食べないと無理にでも食べさせようとする． 子どもの食事づくりに頑張りすぎてしまう． 一緒に食べておらず，子どもと大人で食べるものが違う． 食卓での保護者と子どもの対立関係によって，子どもが食を楽しいと感じていない． 食事以外の間食で栄養を補給している．
	目標設定	子どもが食事を楽しいと感じ，食事から栄養を摂るようにする．
実施	乳幼児の食発達の説明†2（学習目標）と課題の確認	1歳代では，食べたものを口から出すのは発達上あること． 新しいものになかなか馴染めない食物新奇性恐怖（ネオフォビア）がみられる時期． 嫌悪学習を経験すると，次回以降も同じ食べ物を嫌悪するようになる．
	結果目標と行動目標の決定	結果目標：子どもが楽しく食事から栄養を摂取する． 行動目標 ・子どもが自ら食事を食べる． ・母親自身が楽しく子どもと一緒に食べる
	目標期間の確認	半年後の秋ごろ（夏バテも終わり，運動会などで体力がつき，食欲が高まるころ）
	経過評価†3	保護者が記載する連絡帳の内容を確認する．
評価	影響評価	子どもの食発達の特徴を理解できたか． 子どもが自ら食事を食べる頻度は増えたか． 母親以外の家族の育児参加は増加したか． 母親自身が楽しく子どもと一緒に食べる頻度が増えたか．
	結果評価	子どもが食事から栄養を摂取する割合が増えたか．
見直し・改善	課題の確認	母親の感想・希望を聞く． 母親の改善した行動の自信を高める．
	改善事項の継続と新たな目標の設定	現在の目標の見直し，行動の変化によってみえた新しい課題について目標を設定する．

†1　子ども自身が食事を摂るスキルを獲得しているかのアセスメントでは，保護者への聞き取りと保育所給食での保育士との観察で評価する．両者が評価を行うことで，保護者と専門家の子どもの見方の違いもわかり，栄養カウンセリングにつなげることができる．
†2　乳幼児期，特に幼児期前期は，子どもの食発達が心身ともに著しく，子どもが発達の過程上一般的に行うことが，母親にとって受入れがたいことがある．母親のどのような認知が子どもへの対応として現れるのかを把握する．母親には食発達について学習目標の知識として伝え，理解を得ることが重要になる．
†3　経過評価は，"評価"ではあるが，カウンセリングを行いながらプロセスを評価することから"実施"で示した．

表4・14　乳幼児期の個別栄養カウンセリングの留意点

信頼関係の構築	特に子育てに一生懸命になりすぎて悩んでいる母親の話を傾聴し，母親をねぎらい，共感を示す†．
関係者の連携	保育所の場合，保護者対応の基本は保育士であるため，専門家としてどのように保護者と関わるかなど，関係者同士で連携を密にとる．

†　特に第一子の場合，母親は育児に自信をもつことが難しい．保育所へ通っている場合，日々のコミュニケーションを密にとり，少しの改善も共に喜び母親の行動変容の自信を高める．

4・2・8 乳幼児期の栄養教育の事例（集団教室）

【事例】保育所に通う3〜5歳児への農家と連携した栄養教育
地域の農家の畑で農家の方との交流を通し，子どもが野菜を意欲的に食べるようになることを目指した栄養教育を実施する．

幼児のアセスメント，目標を設定する際に気をつけることは，子どもは保育所ではよく食べるが，家庭ではあまり食べないといったように，保育所と家庭では

表4・15 保育所に通う幼児への農家と連携して行う栄養教育の実施例

計画	アセスメント	身体計測，食物摂取状況[†1]，質問紙調査，観察調査（例：体格，排便状況，野菜嫌いなど）
	課題抽出	給食の野菜（特に副菜）の残食が多い． 家庭で野菜を食べない子どもが多い． 地域の田畑に子どもが興味を示しているが，地域の農家と関われていない．
	優先課題決定	保育所と家庭が連携し，子どもの野菜摂取を増やす． 野菜への関心を育むため，地域の農家と連携した活動を行う[†2]．
	目的設定[†3]	地域の農家と連携した活動を通して野菜への関心を高め，保育所と家庭での子どもの野菜摂取を促進する．
	栄養教育計画作成[†4]	実施目標：子どもが畑に関心をもち，農家の方との関わりを通して知識，スキル，興味・関心を高める． 学習目標：野菜の育ちを理解する子どもを増やす． 行動目標（結果目標）：保育所と家庭での野菜の摂取頻度・量を増やす． 環境目標： ・農家で収穫した野菜を使った給食の提供頻度を増やす． ・家庭で農家の活動の話をする頻度を増やす． ・家庭で野菜料理を出す頻度を増やす．
	教室プログラム作成	スタッフ：保育主任，3〜5歳担任，管理栄養士 内　容 　畑活動：土づくり，種まき，栽培，収穫，観察など 　保育所：調理，絵画製作，農家の方と給食など
実施	教室案内	事前に保護者へお便りや掲示などで伝達する．
	教室実施	午前中の活動（約2時間）．天候，農家の方の農作業状況などを調整した柔軟な日時[†5]．
評価	経過評価	計画・打合わせどおりか，子どもの反応，保護者の反応
	影響評価	学習目標，環境目標の達成度
	結果評価	行動目標（結果目標）の達成度
	経済評価	農家との連携における必要経費と結果評価から評価する．
	総括的評価	評価を総括した報告書を作成する．
	総合的評価	次年度に向けて計画から評価までを総合的に評価する．
見直し・改善	課題の確認	農家との連携方法を改善する． 保護者への情報提供方法を改善する．
	フィードバック	報告書を保育所や農家に提出する． お便りなどで保護者に伝える．

[†1] 保育所や子ども園の場合は給食を提供しているため，教育前後における給食の残食量を評価することもできる．給食の喫食方法や対象人数などにもよるが，個人の残食またはクラス単位で計量や記録を行う．
[†2] 家庭で栽培活動などを意欲的にしている家庭もあるため，栽培活動歴を尋ねて考慮に入れる．
[†3] 栄養教室を実施する目的である．
[†4] 3〜5歳では年齢によって認知の発達段階が異なるため，年齢ごとに目標を定めてもよい．
[†5] 保育所の教育者が保育所と農家，家庭とのつながりを仲介し，子どもも保護者も野菜に関心をもつような環境を設定する．

食態度や食行動が異なることが多いことである．そのため，保育所における評価に加えて家庭における評価も可能な範囲で実施できるとよい．評価方法では，子どもが質問紙に回答することは難しいため，基本的に保育士や栄養士，保護者が子どもを観察して回答することになる．保育所に通う幼児への栄養教育の実施例を表4・15に示す．

4・3　学童期・思春期の栄養教育

4・3・1　学童期・思春期とは

学童期は，6～11歳までの小学校の時期をいう．身体面では，前半の成長が比較的緩やかであるのに比べ，後半では，**第二発育急進期**（成長スパート）に入る．成長スパートが早く始まる女児の方が先に体が大きくなる．精神面では，理解力や記憶力などが発達し，集団生活の中で自己抑制力や協調性を身につけていく．

思春期は，年齢の定義は定まっていないが，10～18歳ころの時期とされる．子どもから大人への移行期であり，男子では12歳ごろ，女子では10歳ごろから始まる者が多い．成長ホルモンや性ホルモンの分泌量が増加し，**第二次性徴**があらわれ，性差が明確になる．近年では，男女ともに思春期の開始が早まる傾向にある．精神面では，自我の確立が始まり，自己主張が強くなり大人や社会に対して反抗的になる（**第二次反抗期**）．進学や就職の岐路に立つ時期でもあり，精神的に不安定になりやすい．

表4・16　学童期・思春期のライフスタイルをみるうえでの留意点

家族の状況	保護者の就業状況，特に勤務形態による子どもの生活様式への影響はないか．きょうだいはいるか（人数，年齢）．
子育てや教育への支援	保護者の就業などによる学童期での子育て支援は必要か．家族は子どもの教育に資源を投資できるか．
放課後や休日の過ごし方	学童期 ・クラブ活動，スポーツ活動，塾や稽古事などの時間，保護者の同伴の有無など． 思春期 ・部活動や塾の時間が食事時間などのライフスタイルにどのような影響をもたらしているか． ・市販食品の購入や外食の頻度，保護者の関わり具合など． ・交友関係は，健康的な生活スタイルに好ましいものか．

4・3・2　学童期・思春期の特徴的なライフスタイル

ライフスタイルは家庭中心から，学校中心へと変化していく．思春期からは生活行動の範囲が広がり，家族よりも友人と過ごす機会が多くなり，外食などで自ら食を選択する機会が増える．稽古事や，部活動，塾通い，受験勉強などで夜更かしが増え，生活のリズムが不規則になる（表4・16）．

4・3・3 学童期・思春期の健康・栄養状態の課題

学童期では，**肥満とやせ**，便秘，**貧血**，不定愁訴，**食物アレルギー**，生活習慣病，**摂食障害**などがある（表4・17）．肥満ややせの問題は，高学年になると鉄欠乏性貧血や摂食障害などと関連することも多くなる．

思春期でも，学童期と同様の課題があげられる．肥満および痩身傾向児は男女ともに増加しているが，特に女子の痩身傾向は深刻である．思春期は**ボディイメージ**に敏感になる時期であり，やせ志向が強くなる．過度なダイエットによって**月経不順**，貧血，摂食障害がひき起こされるケースも増えてくる．

食物アレルギーや摂食障害は，児童・生徒の生命や健康を守るうえで，きわめて優先順位の高い問題である．現場では十分な注意を払い，家庭，給食管理者，

肥満傾向児・痩身傾向児：肥満傾向児の出現率は男児・女児ともに，どの年代も約1割（約10人に1人）である．年齢が上がるにつれ，また女児よりも男児で高くなる．痩身傾向児の出現率も男児・女児ともに増加しており，特に女児で多い．

食物アレルギー：年齢による特徴があり，学童期では鶏卵や乳製品，小麦，甲殻類，果物類などが原因となることが多い．食物依存性運動誘発アナフィラキシーが問題となる．

摂食障害：神経性食欲不振症と神経性過食症の二つに大別される．神経性食欲不振症は，体重増加に対し恐怖心があり，極度にやせていても体型の異常を自覚できない状態である．神経性過食症は，むちゃ食いと排出行為や過剰な運動などの不適切な代償行為を繰返すが，やせには至らないことを特徴とする．

表4・17 学童期・思春期におけるおもな健康・栄養状態の課題とアセスメントならびに留意点

健康・栄養状態	アセスメント方法	留意点
QOL 　学校関連QOL 　食関連QOL	質問紙 観察評価	学校関連QOLと食関連QOLの視点がある． ・学校関連QOL：学校が好き，楽しいといった学校生活における質． ・食関連QOL：食事が楽しいといった食生活に関する質．
学力 体力・運動能力の低下 欠席状況	学力テスト 体力テスト 出席簿	身体活動や運動の機会の減少は，筋力の低下，骨密度の減少，肥満などにつながる．
肥満 やせ	健康診断 身体計測	成長曲線（身体発育曲線）を用いて観察し，健全な発育状態であることをアセスメントする． 肥満だけでなく，やせ（特に思春期）の問題にも注意を払う．
小児生活習慣病		小児生活習慣病や疾病があり個別管理が必要な場合は，校医や医療機関と連携する．
貧血 便秘 不定愁訴 食物アレルギー 摂食障害	臨床検査 臨床診査 健康調査	自覚症状があっても，それほど深刻でない場合，改善のメリットが見いだせずに，行動変容につながらないことがある． 学習者の興味や関心を引くテーマと関連づけた教育を行う．

肥満ややせは個別の健康課題か，集団の課題か

難治性の高度肥満は，学習者と支援者にとっては重要な課題であり，個別に栄養カウンセリングを行う．しかし，集団に数％肥満傾向児がいるという状況で，肥満傾向児の減少を結果目標とした栄養教育を企画してしまうことは，いたずらにやせ志向を助長させてしまうことになる．"肥満はよくないことだから肥満を改善しましょう"と，"元気に楽しく学校生活を送るために体力をつけよう．それには自分にちょうどよい量の食事を摂れるようになろう．そうすれば将来も健康でいられるよ"では，学習者の受け止め方は異なる．マスコミやメディアなどのやせ志向を助長する社会的な風潮に対しての批判があるが，栄養教育も肥満の脅威に対して過剰に圧力をかけていないか，見直す必要がある．

養護教諭，校医，専門医との緊密な連携とともに，栄養教育の実施においても配慮が必要である．たとえば，肥満の改善という結果目標，適切な食物選択スキルの向上という学習目標に沿った栄養教育プログラムを企画する際，学習者の食物アレルギーや摂食障害といった状況をアセスメントしておくことは重要である．しかし，食物アレルギーや摂食障害そのものは，栄養教育の結果目標にはなりにくい．栄養教育と診断・治療との違いを整理しながら，学習者の課題に向き合う．

4・3・4　学童期・思春期の日常の生活習慣や食生活の課題

生活習慣や食生活の課題は多岐にわたる（表 4・18）．しかも，塾通いに伴い遅い時間に友人とファストフードで夕食を済ませてしまうなど，行動範囲が広くなるにつれ，それまでに身につけた適切な食習慣が乱れるようになる．また，テレビ，ゲーム，インターネット，SNS*などの影響を受けた夜型の生活は低年齢化しており，生活リズムの乱れ，朝食の欠食や共食の機会の減少など，その影響は大きい．

* SNSについてはp.22欄外参照．

表 4・18　学童期・思春期におけるおもな日常の生活・食生活の課題ならびに栄養教育企画における留意点

生活・食生活	課題	留意点
結果目標・行動目標/結果評価・影響評価		
食物摂取状況	野菜や果物の摂取不足 過剰/不適切な間食の摂取 加工食品やインスタント食品への過度の依存 牛乳・乳製品の摂取不足 過度なダイエット	学童期では，家庭での食事は家族に依存する．本人だけでなく家族にも支援を行う． 学年が上がるにつれ，インスタント食品などの摂取が増え，牛乳を飲む習慣が少なくなる． ダイエット志向により，食事量の低下に伴う各種栄養素の摂取不足が生じる．
食行動	朝食の欠食 不規則な食事時間 共食の機会の減少，孤食・個食の増加 間食や外食の摂り方 夜食の摂取	〈学童期〉家族などの影響が強く，家庭との連携が必要．食物選択も，家庭での食物へのアクセスに左右される． 〈思春期〉友人やマスコミ，インターネットなどの影響が強くなる．食行動も主体的になり，食品購買や外食の機会が増える．
生活行動	外遊びや運動習慣の減少 夜型の生活による睡眠時間の減少，睡眠時刻や起床時刻の遅延 喫煙，飲酒	〈学童期〉テレビ，ゲーム，インターネットなどによる夜更かしが始まる． 〈思春期〉喫煙や飲酒などの問題が生じる．安易にたばこやアルコール飲料を入手できる環境では，多くの食行動にも課題がみられる．
学習目標/経過評価		
知識・スキル・態度	学年に応じた健康・栄養や食に関する知識が習得できているか． 思春期では，自立期としての健康的な食行動や食生活に対する態度やスキルが身についているか．	学校では家庭科，保健体育，総合学習などで，さまざまな健康に関する教育を受けている．学年に応じた，当該教科と連携した学習目標を設定する． クラスや学年によって理解度や習熟度が大きく異なり，下級生よりも行動変容の準備性が低い場合もある．画一的な教育にならないように留意する．
環境目標/影響評価		
環境	家族との関わり 学校での食育の推進状況 学年が上がるにつれ，食物へのアクセス，情報へのアクセスの範囲が広くなる．	〈学童期〉学童保育，スポーツ少年団，稽古事など，学習者が居る場や誰と居るかの影響が大きい． 〈思春期〉地域や社会全体の影響を受けるようになる．

> **"早寝早起き朝ごはん"を考える**
>
> 学童期では，朝食を欠食する児童の割合そのものは多くない．朝食欠食児童が数％というクラスでは，集団を対象とした栄養教育の行動目標に朝食欠食児童の割合の減少を取上げにくい．現実問題として，貧困などの家庭の影響が大きく，朝食欠食0％を目標とした児童への教育や家庭への働きかけには限界がある．しかし，学童期の生活習慣の乱れが，思春期，成人期の生活習慣の乱れにつながる可能性は高い．3食規則的な食事の意義などを学習目標に取入れるなどの工夫が望まれる．

早寝早起き朝ごはん：子どもたちの健やかな成長には，適切な運動，調和のとれた食事，十分な休養・睡眠が重要であるとして，文部科学省は，2006年"早寝早起き朝ごはん"全国協議会を設立し，国民運動として推進している．ホームページからは，調査報告，普及啓発資料，指導者用資料などが多くの情報提供がなされている．

4・3・5 学童期・思春期の栄養教育の場や実施者

家庭や学校が栄養教育の中心になる．保護者や学校での食育担当者の活動に伴い，農業体験やスーパーマーケット体験など，栄養教育の場や実施者は広がる．また，学校は家族や地域への栄養教育の場や情報発信の場ともなる．地域にも多くの教育の場がある（表4・19）．

学校における栄養教育の取組み：学校長のリーダシップのもと，学級担任，教科担任，栄養教諭・学校栄養職員，養護教諭など，全教員の共通理解を図り連携・協力し，学校全体で取組むことが重要である．栄養教諭は組織の中心的な役割を担う．

表4・19　学童期・思春期の栄養教育の企画における4W1Hの例

	留意点
Who (誰が)	学校：教師，栄養教諭など． 地域：児童館スタッフ，塾の教師やクラブの指導者，ボランティアの食育リーダーや食生活改善推進員，NPOスタッフ．食育体験先の農家の方や商店街のスタッフなど．
Whom (誰に)	学習者 家族の影響が強い学童期では，家族も積極的に支援対象とする．
When (いつ) Where (どこで)	小学校，中学校では，給食の時間，特別活動や総合的な学習の時間，家庭科や保健体育など多くの教科の時間． スポーツ少年団や中学・高校の部活動（特に運動部）での活動で，食育が実施されることが多い． 学校給食のない高校では，生徒の食物へのアクセスの場を活用する． 学校では，参観日，保護者懇談会，学校給食試食会などの交流給食の時間を活用した保護者への栄養教育ができる． 休日や夏休みなどを活用した継続的な体験学習の場．
How (教材や学習形態)	学習教材は，児童・生徒の発達段階に応じた教材や学習形態を考える． 知識を教えるだけではなく，能動的な学習となるように，アクティブラーニングを取入れる． 給食便りなどのニュースレターは，児童・生徒だけでなく，保護者などを対象とした学習教材として活用できる．

食生活改善推進員："栄養及び食生活改善地区組織の育成について"（1959年，当時の厚生省の通達）に基づき，都道府県の保健所などが行う栄養教室を修了した者．ボランティア組織を構成し，自治体の要請を受け，人々の健康づくりや食生活改善のための活動を行う．

アクティブラーニング：一方向的な講義形式の教育ではなく，学習者の能動的な学習への参加を図るもの．発見学習，問題解決学習，体験学習，調査学習などのほか，グループディスカッション，ディベート，グループワークなども有効なアクティブラーニングの方法である．

4・3・6 学童期・思春期の栄養教育実施のポイント

学校での栄養教育では，その学校の食育の全体計画に沿って進めていく．学校の教育目標や目指す児童像などの理念に沿ってたてられた食育の目標に合わせて到達目標をたて，学年ごとに指導目標を設定し，計画・実施・評価を進める．学校では知識を学ぶことに目が向きがちであるが，望ましい食習慣の形成を目指し，具体的な行動目標，結果目標をたてることに留意する．学年ごとの目標項目は1年後に評価されることになるが，学校での食育目標は，小学校では6年，中学・高校では3年間の評価になる．

学習指導要領：学校教育法などに基づき文部科学省が定める，各学校で教育課程を編成する際の基準．幼稚園，小学校，中学校，高等学校，特別支援学校ごとにある．ほぼ10年ごとに改訂されており，現行では，多くの教科において食育が取上げられている．

食生活学習教材：文部科学省は，小学校の低学年・中学年・高学年用，中学生用の"食生活学習教材"を作成しており，ホームページから入手することができる．

学校給食法：付録A-7，(p. 129) 参照．

ピアエデュケーション (peer education)：コミュニティのメンバー（仲間）同士が支援的な関係で，互いに情報，価値観，行動を教え合ったり，共有したりする．同じような社会背景や経験を共有し共感できる仲間同士による教育は，特に若者の健康行動の変容に効果的とされる．

文部科学省による**学習指導要領**，**食に関する指導の手引**，**食生活学習教材**などを活用する．**給食**は，**学校給食法**にその目的や学校給食を活用した食に関する指導について示されているように，日常生活における望ましい食事を理解するための重要な**生きた教材**である．また，食に対する知識や態度，感謝の気持ち，マナーなどを学習する機会としても有用である．

学習教材は，発達段階に合わせ，かつ児童・生徒が主体的に学べるよう工夫する．学童期は，具体的な事物を教材にすると理解につなげやすい時期である．食の感性を高めるような，五感に働きかける教材や，体験学習できる教材，望ましい食行動の具体的な事例を用いる．思春期は，知的学習やスキルを高める学習が適している時期であり，また仲間同士による**ピアエデュケーション**も有効とされている．

4・3・7　学童期・思春期の栄養教育の事例（個別カウンセリング）

> 【事例】小学6年生のやせ志向の強い女児とその母親
> 　6年生の夏休みごろまでは何でもよく食べ，体格も標準的であった．クラブでは吹奏楽部に所属．学校内でのいじめの問題はない．2学期ごろから主食を食べなくなった．3学期の中学進学を控えた時期に顔色も悪くなってきたことが気になり，母親が子どもを連れて栄養教諭が実施する相談会に来談．日常，専業主婦の母親との会話には問題がみられない．父親は単身赴任で，自宅に戻るのは月に2回程度．小学1年生の弟がいる．

小学6年生は第二次性徴があらわれ成人に近づいていく反面，反抗期になり精神的にも不安定になりやすい．社会性が身についていくが，マスコミなどからの情報にさらされ，特に女児ではやせ志向が強くなり始める．家事だけでなく，育児や教育に家族の協力が得られにくい環境では，保護者（母親）の精神的負担は大きく，そのような家庭環境の影響が子どもの行動にも反映されることも多い．カウンセリングでは，傾聴から，子どもと保護者が一緒，あるいは別々がよいのかを判断する．心身ともにまだ発育段階にあることから，結果を焦らない．クラス担任，養護教諭だけでなく，クラブの指導者や塾教師など，必要に応じて連携をとる．カウンセリング例を表4・20に示す．

4・3・8　学童期・思春期の栄養教育の事例（集団教室）

> 【事例】高校の男子サッカー部の顧問から，持久能力の向上をねらった栄養教室
> 　サッカー部は選手50名．前年度の県大会では優勝している．マネージャーは，主務（運営全般担当）1名，トレーナー班（フィジカル面）2名，栄養班2名おり，チームのサポートにあたっている．練習は，平日3日は2時間，土曜日・日曜日は練習試合が多い．部のミーティングは，水曜日の放課後に30分～1時間実施している．校医がスポーツドクターで，内科・外科のメディカルチェックを1年に1回実施している．体力テストは年3回実施している．

アスリートの場合，競技レベルが高くなればなるほど，選手の食意識が高く情報収集に熱心で，質問紙調査でも自尊心や自己効力感など，とても良好であるこ

表 4・20 やせ思考の強い女児とその母親の個別栄養カウンセリング 例

計画	アセスメント	身体計測，成長曲線による身長・体重推移，家庭での食事摂取状況[†1]，食事摂取に関する知識，家庭での保護者や家族の関わり．
	課題抽出	肥満度−10％以上．養護教諭からは現時点では貧血はないとの報告[†2]． 家庭では主食・主菜・副菜の揃った料理が用意されているが，主食を食べていない． 塾のある日（3回/週）は帰りが遅く，夕食をしっかり食べることができない[†3]． 食事バランスについては学校で学んでいるが，自分の適量はわからない． 間食の適量，選び方は知らない． 母親の BMI は 29 kg/m^2，父親は 23 kg/m^2． 母親自身が体重コントロールの必要性を強く認識していることから，"ダイエット"，"太ったらダメ"と子どもにも言っている[†4]．
	目標設定	しっかり食べて，クラブ活動や塾通いに元気に取組む．
実施	課題の確認	初回は子どもと保護者と一緒に実施する． 元気に過ごすためには，しっかり食べることが重要であることを確認する．
	結果目標・行動目標，学習目標，環境目標の決定	結果目標　・肥満度を改善する． 　　　　　・クラブ活動や塾に元気に取組む． 行動目標[†5]　・毎食適切な量の主食を食べる． 　　　　　・塾のある日は，塾に行く前に適切な間食を摂る． 学習目標　・1 日に摂りたい食事の適量を知る． 　　　　　・適切な間食の量と選び方を習得する． 　　　　　・主食を食べても太るわけではないことを理解し，自分の健康のためにはしっかり食べることが大切だという態度を身につける（結果期待）． 環境目標　・母親は塾のある日の間食を準備する． 　　　　　・子どもに肥満に対する恐怖心を感じる環境にする．
	目標期間の確認	小学校を卒業するまで，1 カ月に 2 回，カウンセリングを実施．
	モニタリング	月 2 回のうち，1 回は子どもと保護者と一緒に，もう 1 回は別々に実施． モニタリング ・行動目標は適切に設定，実践されているか． ・行動目標は，毎回 1 つずつ児童に決めてもらい（スモールステップ，目標宣言），実践できたか自分で確認できるようにする（セルフモニタリング）． ・母親自身の健康づくりへの態度や行動の変化． ・子どもと母親，母親と父親，子どもと父親とのコミュニケーションの変化を見逃さないようにする．
	経過評価[†6]	媒体やセルフモニタリングツールは適切であったか． 前回目標の達成状況，セルフモニタリング状況を評価し，未達成の場合には，達成の阻害要因について学習者と一緒に考える．
評価	企画評価・診断的評価	月 2 回のカウンセリングは実施可能であったか． 子どもと保護者を別々にカウンセリングすることは適切であったか．
	環境評価	食卓での環境，塾のある日の間食提供，母親の食態度は改善されたか．
	影響評価	適切な間食が摂れるようになったか，主食を摂らないという行動は改善されたか．
	結果評価	肥満度は改善されたか，クラブ活動や塾に元気に取組んでいるか．
見直し・改善	課題の確認	目標の達成状況，定着状況を確認する．
	改善事項の継続と新たな目標の設定	セルフモニタリング状況の評価する． 現在の目標の見直し，態度や行動の変化によってみえた新しい課題について目標を設定する．

[†1] 学習者や保護者の負担を考慮したうえで，食事調査方法の利点・欠点もふまえて食事調査を行う．学習者の過小または過大申告の可能性に留意する．
[†2] 個人差があるため，身長の伸びや体重増加について，成長曲線を描き確認する．やせについて，原疾患の有無を確認する．
[†3] 小学校高学年になると放課後の塾や稽古事で，食行動が乱れる子どもが増えてくる．
[†4] 思春期になると，特に女児はやせ志向が強くなる．母親への反発も始まる．保護者の体格や生活態度，養育（教育）態度も大きく影響する．
[†5] 1 回のカウンセリングでの到達目標は一つに絞る．最初は学習者に選択してもらうが，目標達成で自己効力感が高まるのを確認しながら，自分で考えて決めてもらうようにする．
[†6] 経過評価は，"評価"ではあるが，カウンセリングを行いながらプロセスを評価することから"実施"で示した．

4. ライフステージ・ライフスタイル別栄養教育の展開

表 4・21　サッカー部に所属している高校生を対象とした栄養教育の実施例

計画	アセスメント	体力テスト（シャトルランなど）の結果を利用する． 身体計測で上腕周囲，下腿周囲，皮下脂肪厚，体組成（脂肪量，筋量）を評価する． 質問紙調査では，食物選択スキル，食行動を評価する． 食事摂取状況では，主食の摂取量を確認する[†1]．サプリメントやプロテインなどの利用状況を確認する．
	課題抽出[†2]	炭水化物の摂取が重要なことは知っているが，どういう食事が良いのかわからない． 体づくりを意識するあまり，食事が主菜に偏っており，脂質エネルギー比率が多い． 練習後の栄養補給は栄養班のマネージャーが準備を担当しているが，現在のサポートがよいのかどうか自信がない．
	優先課題決定	練習後の栄養補給と，その後の夕食を併せて，必要な食事の量が確保できる．適切な主食を摂ることができる．
	目的設定[†3]	学習者，部のスタッフ，指導者が共通した適切な知識をもち，それぞれ適切な改善目標をもつことができる．
	栄養教育計画作成	学習目標 ・運動選手にとって必要なエネルギー量や食事のバランス，スタミナづくりに必要な食養について理解している者を 100 % にする． ・自分に必要な主食の量を理解し，1 日の中で摂取するためのスキルを習得している者を 100 % にする． 行動目標：適切な主食を摂ることができる選手を増やす． 結果目標：持久能力（シャトルラン）が向上した選手を増やす． 環境目標：マネージャーは，練習後の適切な栄養補給を理解し，準備できる．主務は，部全体で知識，目標が共有できているか把握できる．
	教室プログラム作成	スタッフ：管理栄養士 内　容：3 カ月間で，6 回（1 時間/回）の栄養教室 留意点：必ず指導者，マネージャーも一緒に栄養教育を受けることができるように，時間と場を設定する．
実施	教室実施	水曜日のミーティングの時間を活用して，教室で実施する．試合前の時期は避け，基礎体力を強化するような時期に実施する．
	経過評価	企画した時期は適切であったか，計画・打合わせどおりに行われているか，マネージャーは栄養教室の内容を理解できているか[†4]，指導者からみた学習者の様子はどうか．
評価	影響評価	学習目標，行動目標，環境目標の達成度
	結果評価	定期的に実施している体力テストで評価
見直し・改善	課題の確認	マネージャーが中心となって，行動変容が維持されているか定期的に評価する．
	改善事項の継続と新たな目標の設定	保護者やスポーツドクターに栄養教室の内容や成果を報告する． 試合の結果なども参考に，次の改善を目標とした栄養教育の企画につなげる．

[†1] 十分な炭水化物の摂取が持久能力の向上に効果的であることは，スポーツ分野でよく知られている（炭水化物エネルギー比 60 %）．しかし，実際の選手の食事では主菜が多く，主食が少ないことが多い．
[†2] 指導者やマネージャーとともに，課題を考え，優先順位をつける．特に目標設定では，指導者やスタッフと教育者が共通理解しておくことが重要．
[†3] 栄養教室を実施する目的である．
[†4] 学習者の身近な存在であるマネージャーは，日頃から栄養面でのアドバイスをしており，部内での役割は大きい．マネージャーは，栄養教室の時間内では理解できなかった学習者のフォローをしたり，次年度の入部者への栄養教育を行う．

とが多い．しかし，科学的根拠の乏しい情報であったり，強い選手の個人的な体験談に行動が左右されてしまうことも多い．また，食態度はよくても，具体的にどう行動したらよいのか理解できているとは限らない．学校の教師，部活の指導者，スポーツドクター，学校外の支援者など，関係者も多い．したがって，関係者との共通理解や連携が重要になる．サッカー部に所属している高校生を対象とした栄養教育の実施例を表4・21に示す．

4・4 成人期の栄養教育

4・4・1 成人期とは

成人期は，思春期を過ぎた20歳前後から高齢期の64歳までをいう．思春期までの著しい成長，発達段階を終え，身体的にも精神的にも成熟し，社会活動を活発に行う時期である．

成人期とされる年齢幅は広く，年代によって特徴も異なることから，いくつかの区分に分けられる．一般的には，**青年期**（思春期以降〜29歳），**壮年期**（30〜49歳），**中年期**（50〜64歳）に分けられる．地域住民に対しては，健康増進法により自治体による生活習慣相談や栄養指導などの実施が義務づけられている．40〜74歳の医療被保険者に対しては，年1回の**特定健康診査・特定保健指導**（以下，特定健診・保健指導）の実施が保険者に義務づけられている．職域では，**労働安全衛生法**に基づき**トータルヘルスプロモーションプラン（THP）**が展開されている．

4・4・2 成人期の特徴的なライフスタイル

成人期は，社会的にも経済的にも自立し，生活基盤を構築・確固たるものにする時期である．社会的に中核をなす立場にたつ者も増える．また，就職，転勤，結婚，出産，育児，親の介護や死別など，人生における大きな節目や転機となるライフイベントをいくつも迎える．就業状況は男女を問わず，ライフスタイルを大きく左右する（表4・22）．

特定健康診査・特定保健指導：生活習慣病予防を目的に2008年より導入された制度．メタボリックシンドロームに着目した特定健康診査の結果，生活習慣病の発症リスクが高く，生活習慣の改善によってその疾病の予防効果が期待できる者に対し，リスクの程度に応じて，動機づけ支援/積極的支援を実施するものである．
特定健康診査・特定保健指導については付録A-10（p.132），付録B-4（p.140）参照．

労働安全衛生法：付録A-9（p.130）参照．

THP（total health promotion plan）：職場における"メンタルヘルス対策・過重労働対策・心身両面にわたる健康づくり"（THP）が企業の努力義務として導入された．

表4・22 成人期のライフスタイルをみるうえでの留意点

性，年齢，世帯構成，居住形態，婚姻状況，子どもの有無（数），親の介護の有無	性，年齢によって，社会的役割が大きく異なる．居住形態などの環境要因は，学習者の生活習慣と強く関連する．特に，子育てや親の介護などへの関わり方や負担の程度を把握する．
就業状況	就業の有無 就業形態（正規/非正規雇用，自営業），勤務時間や形態，通勤状況
余暇や休日の過ごし方（趣味，ボランティア活動，地域活動），暮らし向き	ボランティアや自治会活動などへの参加の有無．参加している場合はどの程度か． 社会との関わりはどうか（ソーシャルキャピタル*）． 経済的状況に問題はないか．

* ソーシャルキャピタルについては§2・5・5（p.39）参照．

表 4・23　成人期のおもな健康・栄養状態の課題とアセスメントならびに留意点

健康・栄養状態	アセスメント方法	留意点
QOL 食関連QOL	問診または質問紙	生活に対する満足感，趣味の有無，食事を楽しみにしているかなど．
主観的健康感	問診または質問紙	客観的な健康と併せて，主観的評価も確認する．
肥満，やせ 内臓脂肪面積の増加	身体計測 （身長，体重，腹囲，体脂肪率など）	定期的な体重測定によるBMIの変化のアセスメントが重要である． 定期的な健康診断やがん検診の受診や，生活習慣病の治療がしっかりなされているか，経時変化も確認する．
生活習慣病の有無	問診または質問紙 臨床検査／臨床診査	

表 4・24　成人期のおもな日常の生活・食生活の課題ならびに栄養教育企画における留意点

生活・食生活	課題	留意点
結果目標・行動目標／結果評価・影響評価[†]		
食物摂取状況	エネルギーの摂取不足と過剰摂取の者が混在している． カルシウム，鉄の摂取不足． 食塩の過剰摂取． 野菜の摂取不足．	野菜摂取不足は，性，年齢，収入などに関わらず，共通の課題である． スマートライフプロジェクト（"毎日プラス1皿の野菜"）など，健康推進プロジェクトと関連づける．
食事状況	主食，主菜，副菜が揃う食事が少ない． 外食，中食への依存度が高い．	さまざまな場での食物選択を想定した教育が望まれる．
食行動	朝食欠食，夜遅い食事，家族との共食の機会の減少など．	食行動だけでなく，生活全体を通したアセスメントや企画が必要である． 性や年齢によって，必要な支援体制も異なる．
生活行動	健康診断やがん検診の未受診者が多い． 喫煙習慣や多量飲酒． 短い睡眠時間，過労，ストレス． 運動習慣がない．	就業や育児などのストレスの影響が大きい． カウンセリングなどとの連携がとれる体制づくりが必要である．
学習目標／経過評価・影響評価		
知識・スキル・態度	知識が偏っていたり情報の判断ができない． 栄養成分表示や外食メニューの成分表示などが活用できない． 青年期は行動変容に対する意欲や準備性が低い．	正しい知識や情報へのアクセスに関する教育が必要である． 外食や中食での食物選択スキル，市販食品購入時の情報活用スキルの向上を図る． 行動変容ステージに合わせた行動科学理論や技法を取入れる．
環境目標／影響評価		
環境	周囲の支援． 食物へのアクセス：身近な食料品店への適切な認識[†]ができていない． 情報へのアクセス：多くの情報に曝露され，適切な情報の選択が難しい．	日常的に食物にアクセスしている場（家庭，職場，自宅近くの外食店，よく総菜を買う店舗など）を活かした栄養教育を企画する． 健康・栄養情報の入手先の確認が必要である．

[†] いつも利用している店について，気がついていない人も多い．たとえば，コンビニなどで生鮮食品や野菜の多い惣菜があることに気がつけば，食物選択の幅が広がる．

スマートライフプロジェクト（smart life project）："健康寿命をのばしましょう"をスローガンとした，人生の最後まで元気に健康で楽しく毎日を送ることを目標とした厚生労働省の国民運動．運動，食生活，禁煙の3分野の具体的なアクションと，健診・検診の受診を呼びかけている．

20歳代・30歳代では，生活習慣に起因する深刻な健康問題が現れるケースが少ないことから，不健康なライフスタイルの改善意識は一般的に低い．40歳代以降になると，特定健診で保健指導を受けたり，**生活習慣病**を発症し医療機関を受診する者も増え，ライフスタイルの見直しが迫られる．女性では，40歳代半ばより**更年期**に入る．**更年期症状**を訴える者も多いが，個人差は大きい．

4・4・3　成人期の健康・栄養状態の課題

成人期では，年齢層による生理機能の違い，居住形態や就業状況などのライフスタイルの違いなどを反映して，健康・栄養状態の課題は多種多様である．この時期の健康・栄養状態はその後の生活習慣病の発症や重症化，さらには高齢期の健康と直接関連することから，そこに至るプロセスのアセスメントすることが重要である．

青年期では，女性のやせ志向，無理な食事制限による低体重（やせ）が問題である．近年増加している低出生体重児のリスクは，妊娠前の母親の低体重が関連している*．次世代の健康を視野に入れた自身の健康づくりが課題である．一方，壮・中年期では，男性の肥満が課題である（表4・23）．

4・4・4　成人期の日常の生活習慣や食生活の課題

どの世代か，どのようなライフスタイルなのか，などによって生活習慣や食生活の課題は異なる．何らかの組織に属する場合，学習者の努力だけでは解決できないことも多い．学習者の行動レベル，知識・スキル・態度レベルだけでなく，環境要因の課題も併せて検討する（表4・24）．

青年期では，進学や就職などにより居住環境や生活パターンが変わったときに，朝食欠食や夜遅い食事など，生活習慣が乱れ始める者が多い．壮・中年期では，生活のペースが仕事や育児が中心となり，生活習慣全般が乱れやすい．

4・4・5　成人期の栄養教育の場や実施者

職域や地域など，さまざまな場面で実施されている．特定健診・保健指導に限らず，生活習慣病のリスクに直面する前の青年期を対象とした栄養教育も重要である．しかし，自治体などが実施する栄養相談などは，就業している者には開催時間が合わず，活用されていないことも多い．また，自治体や地域で企画される食育は1回だけ，情報提供だけと，継続した支援になりにくいものも多い．学習者が参加しやすい場や時間帯，そこで実施可能な支援スタッフの体制づくりが重要である（表4・25）．

4・4・6　成人期の栄養教育のポイント

成人期は年代が幅広く，就業状況なども多様である．表4・26におもな年代別・ライフスタイル別の栄養教育のポイントをまとめた．

更年期：日本産科婦人科学会は"生殖期(性成熟期)と非生殖期(老年期)の間の移行期間で，卵巣機能が衰退し始め，消失する時期"としている．わが国では，一般的平均閉経年齢である50歳前後の10年間を更年期とよんでいる．

更年期症状：更年期に現れる多種多様な症候群で，器質的変化に相応しない自律神経失調症を中心とした不定愁訴を主訴とする．症状やその程度は個人差が大きいが，のぼせ感，冷え症，めまい，不眠，肩こり，疲労感を訴えることが多い．

*　妊娠・授乳期の栄養教育については§4・1・3（p.69）参照．

ICT（information and communication technology）: 情報通信技術．情報技術，通信技術に関する総称．

ワークライフバランス（work-life balance, 仕事と生活の調和）: "国民一人ひとりがやりがいや充実感を感じながら働き，仕事上の責任を果たすとともに，家庭や地域生活などにおいても，子育て期，中高年期といった人生の各段階に応じて多様な生き方が選択・実現できる社会"をいう（内閣府）．

男性の更年期障害: 男性ホルモンのテストステロンが減少した状態で，加齢男性性腺機能低下症候群（LOH症候群）とよばれる．自律神経障害が主症状であり，抑うつ，睡眠障害，夜間睡眠時勃起の減退などが現れる．

表4・25　成人期の栄養教育の企画における4W1Hの例

	留意点
Who（誰が）	管理栄養士だけでなく，健康運動指導士，保健師など他職種と連携した教育が適していることが多い． 属する組織の関係者（例：社員食堂のスタッフ）や地域栄養改善活動推進員，食育リーダーなど[†]．
Whom（誰に）	学習者 環境要因である家族の食事づくり担当者や属する組織の食環境整備を担当できる者[†]
When（いつ）	学習者が集まりやすい場所・時間で設定する．
Where（どこで）	職域：特定保健指導，特定給食施設，保健セミナーなど． 学校・保育園：PTAの保健活動，給食便りなど． 大学：学生食堂，栄養相談会，保健セミナー，保健相談室など． 地域：行政や自治体による健康・栄養相談会，健康まつり，店舗などで行われる食育イベントや定期的な相談会，スポーツクラブ，ボランティア団体による支援など． ICT：インターネットやメール，SNSを用いた栄養相談など．
How（教材や学習形態）	就業や子育てなどにより集まりにくい世代のため，教育媒体として，インターネットやメール，SNS，スマートフォンのアプリなどの適切な活用にも取組みたい．
その他	ワークライフバランスなどの社会全体の課題を視野に入れる．

[†] 環境要因である周囲の人，食物や情報の提供者の役割が大きい．

表4・26　成人期の年代別・ライフスタイル別栄養教育を行ううえでの留意点およびポイント

対象者	留意点	ポイント
20歳代・30歳代	健康や体力に対する不安がまだ少なく，健康づくりへの意識が低い者が多い．	健診結果は異常値を示さず，リスクが指摘されないことも多い． 科学的根拠に基づき，将来の生活習慣病予防には，今の行動変容が必要であることを示し，意識の高揚，感情的体験，自己や環境の再評価などから，動機づけや態度の向上を図る． ICTの活用が得意な年代であり，プログラムにも取入れる． 体づくりや運動，ストレスマネジメントなどに積極的な興味・関心をもっている者が多い．これらの分野と連携した健康づくりプログラムにすると，魅力的になる．
40歳代以降	特定健診・保健指導に合わせた健康・栄養教育に重点を置く．	生活習慣病の改善や重症化予防を目的とする場合は，BMIなどの身体計測や臨床検査の結果と併せてアセスメントを行う．したがって，栄養教育の目標は，健康・栄養状態の項目であり，その改善を評価する（結果評価）．併せて，結果目標につながる行動目標，学習目標の設定と評価を行う． 運動（身体活動），禁煙，適量飲酒，歯科保健，メンタルヘルスの分野との連携を重視する．
更年期	一般に閉経前後の女性をさすが，男性の更年期障害もある．	体調不良や不安定な精神状態で，自己不全感が高まり，周囲との関係性が崩れることもある．栄養カウンセリングや心理カウンセリングなどで，時間をかけて支援していく．併せて，そのような支援が可能な環境整備に配慮する．
職域に属する者	職場におけるTHPは企業の努力義務とされている． 健康日本21（第二次）において，特定給食施設における環境整備の目標が示されている．	THPに基づき，専門分野のスタッフが連携し，支援を実施する． 特定給食施設がある場合，生きた教育教材として，個人や集団を対象とした栄養教育に積極的に活用する． 夜勤勤務者やタクシー運転手など，勤務時間が不規則な就業者には，個別対応やICTなどを活用した支援の方が，継続した教育が期待できる．
職域に属さない者	市町村による栄養相談などは，参加者が固定されやすい． 地域では，多くの場や機会を利用した食育活動が行われているが，必ずしも地域住民に認知されているわけではない．	ハイリスク者が参加しやすい企画（募集方法や教育方法も含む）の工夫が必要． 学習者を特定しにくく，継続した参加が望めないような場合，企画評価・経過評価をしっかり行い，次の企画につなげる． 家庭の食事づくり担当者は，周囲の人の健康づくりに及ぼす影響が大きい．そのような者を学習者とした場合，家族や近隣への働きかけを促すことも必要． 地域の食育活動の企画者への情報提供など，環境要因への働きかけの意義が大きい〔食環境づくりとの関連（§2・6）参照〕．

4・4・7　成人期の栄養教育の事例（個別カウンセリング）

【事例】特定健診で糖尿病予備群と診断された50歳代の男性
　仕事はおもに事務作業．昨年の転勤で，現在は単身赴任中である．中間管理職に就いており，残業も多く，ストレスも多いが，自宅には毎週末帰ることができている．健診では高血圧も指摘された．

　成人期は社会的にも中核をなす立場になる場合が多く，仕事中心の生活となりやすい．特に男性では，食事づくりを他者に依存する者が多いため，単身赴任などの環境変化により，家族や周囲のサポート体制が崩れ，食生活が乱れてしまうことがある．そのため，学習者自身ができることと，必要なサポート内容を整理する必要がある．また，仕事中心で忙しいため，あれもこれもと理想的な目標設定を多くしてしまうと，かえって取組む意識を低下させてしまうこともある．学習者のライフスタイルや食事づくりのスキルなどを考慮しながら，スモールステップで達成できることから目標設定し，習慣化していくことが重要となる（表4・27，表4・28）．

表4・27　成人期における個別栄養カウンセリングの留意点

学習者に合わせた説明・対応	成人期では第一線で働いている者も多く，検査値（数値）の見方や解釈を得意とする者も多い．そのため，疾病や食事について簡単にわかりやすく説明しようとすると，"ばかにされている"と感じる者もいる． 学習者によっては，検査値や科学的根拠のあるデータを図表を用いて示すことで納得し，行動変容につながるため，学習者に見合った説明方法が必要となる．
学習者との信頼関係	成人期では管理職などに就く者もおり，プライドが高い者も多い．そのため，褒めすぎても"ばかにされている"と思い，カウンセリングに来なくなるケースもある．褒めるのも"適度"が大切である．

4・4・8　成人期の栄養教育の事例（集団教室）

【事例】IT関連のA社に勤務するメタボリックシンドローム予備群の男性従業員を対象に，社員食堂と連携をとった栄養教育
　A社は従業員300名，30～40歳代が多く，男性が7割を占める．約7割が社員食堂を利用している．社内の健康診断では，産業医から肥満の社員が多い（40％）ことを指摘されている．社員食堂は委託会社によって運営されているが，日頃の委託会社スタッフと社員とのコミュニケーションは良好である．会社の衛生委員会のスタッフが中心となって企画した．

　国民健康・栄養調査によると，男性の肥満の割合は，20歳代男性で2割程度，30歳代から増加し3割程度になる．特定健診・保健指導の対象は40歳代以上であるが，それ以前の20～30歳代からの肥満予防，栄養教育が重要となる．しかし，健康問題として自覚症状がある者は少なく，一般的に健康意識は低い．そのため，地域で健康講座などを開催しても，この年代の参加率はなかなか上がらないのが現状である．事例では，職場における取組みで成果が得られた例を取上げ

表 4・28　糖尿病予備群と診断された男性社員への個別栄養カウンセリング　例

計画	アセスメント	身体計測値，臨床検査値は特定健診の結果を利用する． 食物摂取状況は，食事記録表や 24 時間食事思い出し法を用いて把握する． 特定健診の標準的な質問票だけでは情報が少ないことが多いので，独自の質問票にて，食習慣や食知識について評価する． 食事づくり頻度や日頃利用している外食・中食について評価する． 仕事のストレスや単身赴任による QOL の低下がないか．
	課題の抽出，整理	残業のため夜遅い食事が多い．そのため朝食欠食が多い． 健診結果から，健康への不安を抱えているが，糖尿病や高血圧についての知識が乏しい． 食事づくりの経験がなく，何をどのように食べたらよいのかわからない． 昼食は社員食堂で，めん類で簡単に済ませることが多い． 夕食は外食やスーパーの惣菜を多く利用している．
	目標設定[†1]	血糖値，血圧が正常範囲に入る．
実施	課題の確認と学習目標	糖尿病と高血圧の危険性，併発した際の危険性について知る． 朝食の重要性を知る． 野菜摂取，減塩の重要性を知る． 外食や中食利用時に，野菜料理が選べる．
	結果目標と行動目標，環境目標の決定	結果目標：血糖値，血圧が正常範囲に入る． 行動目標：朝食を毎日食べる，1 日 2 食は野菜料理を食べる，めん類などの汁は残す． 環境目標：週末に帰省した際には，家族は野菜の多い，薄味の料理を提供する．近隣でヘルシーメニューを提供している外食店や惣菜店への認知を高める．
	目標期間の確認[†2]	6 カ月．2 週間に 1 回メール，月に 1 回カウンセリングを実施する．
	経過観察[†3]	前回の学習目標の理解はできているか． 設定した行動目標の達成状況． 行動目標が未達成で自己効力感が低下している場合は，メール指導の機会も利用し，励ましたり阻害要因を一緒に考える． 適切な教材，ツールを利用したか． 学習者は指導内容に満足しているか．
評価	影響評価	糖尿病と高血圧の危険性，併発した際の危険性について理解できたか． 食の重要性を理解できたか． 野菜摂取，減塩の重要性を理解できたか． 外食や中食利用時に，野菜料理が選ぶことができるか．
	環境評価	帰省した際に，家族は野菜の多い，薄味の料理を提供したか． 近隣でヘルシーメニューを提供している外食店や惣菜店への認知が高まったか．
	結果評価	血糖値，血圧は正常範囲になったか．
見直し・改善	課題の確認	毎回の目標達成状況，継続状況を確認する．
	改善事項の継続と新たな目標の設定	目標未達成の場合，阻害要因を確認する． 6 カ月間の行動変容から見えた，新たな課題について目標設定する．

[†1] これまでに食事づくりに関わっておらず，仕事などで忙しい者に対して高い目標を設定すると，達成感を感じることができず，行動変容できない場合が多い．無理に高い目標を設定せずに，できそうな目標を設定し，成功体験から自己効力感を高めていくことが重要となる．
[†2] 食事づくり経験が乏しいことから，手づくりを勧めるよりも，まずは利用している外食店や惣菜店での適切な食物選択や新しい店舗の紹介をした方が目標達成しやすい．
[†3] 経過評価は，"評価"であるが，カウンセリングを行いながらプロセスを評価することから"実施"で示した．

表 4・29 社員食堂と連携をとったメタボリックシンドロームのリスクの高い男性社員への栄養教育の実施例（集団教室）

計画	アセスメント・課題抽出	肥満と判定される者が 40 % と高い． 社員食堂では，めん類や揚げ物の定食を利用している者が多い． 野菜摂取量が少ない． 定期的な運動をしている者が少ない．
	優先課題決定	A 社に勤務する職員の肥満者の割合を減らす．
	目標設定	学習目標 ・自分にとって 1 日に必要なエネルギー量の目安がわかる者を増やす（60 %→100 %）． ・主食・主菜・副菜の揃った食事を摂る行動変容段階が上がる者を増やす（50 %→90 %）． ・社員食堂で提供するメニューの栄養表示を理解し，活用できる者を増やす（30 %→50 %）． 行動目標 ・社員食堂でヘルシメニューを 2 回に 1 回は選択する者を増やす（25 %→60 %）． ・1 日のうち，2 食は野菜料理を食べる者を増やす（30 %→70 %）． ・体重測定をする者を増やす（10 %→60 %）． 環境目標：社員食堂のヘルシーメニューの新メニューを開発し，提供回数を増加させる． 結果目標：次年度の健康診断で，適正体重に属する者の割合を 10 % 増加させる．
実施	実施プログラム	対象者：A 社に勤務する 30 歳以上男性社員 200 名 実施期間：3 カ月間 集団指導：1 回/1 カ月，計 3 回．ノー残業デイの水曜日の 18 時から 1 時間．職場の集会室で．産業医から紹介された医療機関の管理栄養士と食堂の委託会社の管理栄養士が協働で実施． ・1 回目：適正体重を知ろう，適切な食事バランスを知ろう，3 カ月後の目標設定をし，発表し合おう（食堂では，体重計，ウエスト周囲径測定用のメジャーテープの設置，プライスカードに食事バランスガイドによる食事構成と SV 数の表示，ポスター，卓上メモの設置）． ・2 回目：副菜料理，砂糖入り飲料について知ろう，副菜料理を適量食べれるスキルを獲得しよう（食堂では，副菜料理コーナーに一つ分のプレート表示，自動販売機での砂糖入り飲料の販売品数を少なくする）． ・3 回目：自分の体重，食事をチェックし，仲間と結果報告をしよう．
評価	経過評価	学習会への参加状況はどうか，食堂の利用状況はどうか，学習内容は理解しているか，学習内容に満足しているか，食堂の提供メニューに満足しているか．
	影響評価	学習目標・行動目標のそれぞれの達成度．
	環境評価	社員食堂の定食で新ヘルシーメニューを開発し，提供回数を増加させたか．
	結果評価	次年度の健康診断で，適正体重に属する者が増加したか．
	経済評価[†]	費用効果：達成した効果に対して，栄養教育に要した経費はどのくらいか．
見直し・改善	課題の確認	学習者への事前・事後評価から，企画の改善点を検討する．
	フィードバック	学習者の事前事後の評価を各自に個別で返却する． 結果をまとめたものを社内報や社員食堂内に掲示する． 学習者の行動変容の継続を促す．
	総合的評価	次年度の社内の健康診断でのメタボリックシンドロームリスクの評価は，次の栄養教育のアセスメントとなる．計画から評価までを総合的に評価し，社内の衛生委員会からの報告書として，総務課に提出する．

[†] 投入した資源（経費）に対して効果の程度を図る．**費用効果**では，達成した効果（体重減少量，肥満の割合の減少）に対してかかった経費を計算する．他のプログラムや，他年度での実施と比較ができる．さらに，衛生委員会が実施することから，医療費抑制などの**費用便益**を評価することも可能である．

た（表4・29）．職場で取組むことによって参加率が高くなるとともに，同僚とのグループダイナミクス効果がうまれる．また，学習者が日常利用する社員食堂との連携は栄養教育の場や時間の設定，教材としての食事の活用，低予算でできるといったメリットがあるだけでなく，整備した食環境は栄養教室終了後も継続されることから，行動変容の維持につながる．

4・5 高齢期の栄養教育

4・5・1 高齢期とは

高齢期は，わが国では65歳以上の時期をさす．このうち，75歳未満の者を**前期高齢者**，75歳以上の者を**後期高齢者**と区分している．さらに85歳以上の者を超高齢者とよぶこともある．

前期高齢者では，生理的老化はある程度進行するが，**非感染性疾患**予防や健康増進の努力によって社会的に活躍できる者が多い．一方，後期高齢者になると，老化が進み適応力が減退し複数の疾病を有するだけでなく，**日常生活動作（ADL）**の低下，認知機能の低下，感覚器障害の増加，低栄養の増大など，**老年症候群**が増加する．介護が必要になる（要支援・要介護）と**介護保険制度**によってサービスを受けることができる．

精神的には，退職や子どもの自立，配偶者の死など，環境の変化を受けやすい．これら老化の程度の個人差は，若年者などに比べてもきわめて大きく，年齢だけでは特徴を捉えにくい．

4・5・2 高齢期の特徴的なライフスタイル

身体的，心理的，社会的機能によってライフスタイルは大きく異なる．また，さまざまなライフイベントや環境も，ライフスタイルに大きく影響する（表4・30）．

加齢と老化：加齢は，生物に時の経過とともに起こる現象．形態学的・生理機能的変化を加齢現象とよぶ．特に成熟期以降に起こる組織的崩壊あるいは機能的減退を老化とよぶ．加齢現象の後半が老化であり，加齢と老化は同義語として扱われることもある．

日常生活動作（activities of daily living, ADL）：日常生活において繰返す，基本的かつ具体的な活動のことをいう．おもに食事，排泄，整容（着替え，洗面，歯みがき，整髪など），移動，入浴など．

老年症候群：治療のみならず，看護，介護が必要な身体的，精神的症状・徴候の総称．摂食・嚥下障害，体重減少，関節・体の痛み，圧迫骨折，歩行障害・転倒，寝たきり，認知機能障害，抑うつ，せん妄，頻尿・失禁，難聴，視力障害，貧血，めまい，褥瘡（じょくそう）などがあげられる．

表4・30 高齢者のライフスタイルをみるうえでの留意点

ライフイベント	就業の有無，退職などの社会的地位の変化に伴う心理的な影響の有無． 子どもの自立，配偶者との死別など．
居住環境	独居か同居か．住居は持ち家か，賃貸か，施設入居か． 家族は身近な所に居住しているか．
身体的機能	身体活動や体力はどうか． ADLはよく保たれているか，要支援・要介護か． 食品購買や食事づくりなど食事の準備行動の状態はどうか． 認知機能はどの程度保たれているか． 自立した生活が可能か，寝たきりで介護が必要な状態か．
社会参加や地域とのつながり	社会参加の機会や頻度，程度．周囲とのコミュニケーション． 余暇時間の過ごし方．
健康のための支援へのアクセス	保健・医療・福祉等などのサービス． ボランティアの支援者の有無．
生活支援へのアクセス	年金をはじめとした収入．

4・5・3 高齢期の健康・栄養状態の課題

健康状態の課題は，老化に伴い，身体的なものから精神的なものまで多様であり，個人差もきわめて大きい．中年期から続く高血圧，糖代謝異常，脂質代謝異常，肥満に加え，高齢期特有の老年症候群や老年病が生じる．特に筋量の減少や**筋力の低下（サルコペニア）**，ロコモティブシンドローム，**骨粗鬆症**は，身体機能障害，転倒リスク因子になるとともに，栄養障害，**虚弱（フレイルティ）**とも関連し，**廃用症候群**のリスクを高めることとなる．うつや認知症などの精神的な問題も生じやすい．したがって，高齢期の健康課題に対しては，医療，福祉，保健，リハビリテーション，介護分野など，多分野連携による対処が必要となる．

栄養状態の課題で最も重要なものは，**低栄養**予防である．特に後期高齢者になると，慢性的なエネルギーやタンパク質の不足，疾患や外傷などの侵襲による**タンパク質・エネルギー低栄養状態（PEM）**，虚弱が深刻化する．したがって高齢期以前からの予防，対応が必要となる（表4・31）．

表4・31 高齢期のおもな健康・栄養状態の課題とアセスメントならびに留意点

健康・栄養状態	アセスメント方法	留意点
QOL 食関連QOL	問診または質問紙 観察評価	生活や人生に対する満足感，生きがいの有無，食事を楽しみにしているかなど．場合によっては他者による観察評価も行う． 元気な高齢者でも，生活環境の変化や社会的地位の変化によってQOLの急激な低下がみられる．
主観的健康感	問診または質問紙	複数の疾病をもつ，基準範囲外を示す臨床検査項目が増える，個人差が大きいという身体・精神状況のなかでは，学習者自ら感じる"健康であると思う"という主観的な評価はきわめて重要である．
やせ 肥満 筋力，筋量の減少	身体計測項目 （身長，体重，皮下脂肪厚，上腕周囲長，上腕筋囲，下腿周囲長，握力，骨密度）	やせや体重減少の有無．日々の体重変動の評価が重要である．年に数回程度の健康診断ではなく，毎日決まった時間に測定する体重の変動に留意する．
生活習慣病の有無 低栄養状態（PEM） 排泄	臨床検査 臨床診査	〈前期高齢者〉非感染性疾患のリスクに留意する．特に脳血管疾患は肢体不自由，寝たきり，認知症などのリスクを高める． 〈後期高齢者〉 ・低栄養予防に重点が置かれる．地域の健康調査の受診の有無，主治医の専門分野や良好な信頼関係なども，併せてアセスメントする． ・便秘の者が多くなる．

4・5・4 高齢期の日常の生活習慣や食生活の課題

多種多様なライフスタイルに応じて，生活習慣や食生活の課題も個人差が大きい．

生活習慣の課題は身体活動の減少である．近年，高齢者における**食のアクセシビリティ**（次ページ欄外参照）の制限，さらに地域の食品購買環境の悪化に貧困

老年病：高齢者に比較的特有で，発症頻度の高い疾患の総称．悪性新生物，脳血管疾患，心疾患，呼吸器疾患，骨粗鬆症，認知症など．

サルコペニア：筋量減少に加え，筋力低下（握力など）または身体機能の低下（歩行速度など）を併せもつ場合に，サルコペニアと診断される（European Working Group on Sarcopenia in Older People）．身体的な障害やQOLの低下および死などの有害な転帰のリスクを伴う．

ロコモティブシンドローム（locomotive syndrome）：運動器症候群のことで，骨や関節の病気，筋力の低下，バランス能力の低下によって，転倒・骨折しやすくなる．自立した生活ができなくなり，介護が必要となる危険性が高い状態をいう．

虚弱（フレイルティ，frailty）：老化に伴う種々の機能低下（予備能力の低下）を基盤とし，さまざまな健康障害に対する脆弱性が増加している状態，すなわち健康障害に陥りやすい状態をさす．要介護状態に至る前段階として捉えることができ，介護予防との関連性が高い状態といえる．

廃用症候群：安静状態が長期間続くことにより生じる心身のさまざまな障害をさす．心身の機能を十分に使わないため，筋骨格系，循環器系などの身体的機能や精神的機能が全般的に低下する二次的機能障害である．入院や体調不良により長期間寝たままの状態が続くことで，いっそう不活動，寝たきりとなり悪循環が生じる．

タンパク質・エネルギー低栄養状態（protein-energy malnutrition, PEM）：慢性的なエネルギーやタンパク質の不足，疾患や外傷などの侵襲によって，タンパク質・エネルギーが欠乏した状態．ビタミン，ミネラルも不足状態となり，免疫機能，呼吸機能，筋力などの身体機能が低下し，感染症や合併症が誘発されやすい状態となり，生命予後が悪くなる．

食のアクセシビリティ：買い物など食に関するサービスを、年齢や障害の有無に関係なく、誰でも支障なく利用できる度合いのこと。地方都市や都市郊外団地の空洞化、高齢化、大型店舗の郊外進出と地域に密着した商店街の衰退など、食品流通システムの変化によるアクセシビリティの問題が広がっている。

フードデザート（food desert）："食料砂漠"、"買い物難民"、"買い物弱者" ともいわれる。居住地の周囲に食料品店がなく、生鮮食品などの食料品が入手困難となること、およびそうした地域のこと。社会的弱者（高齢者、低所得者など）が集住し、商店街の消失などに伴う買い物環境の悪化（食料品アクセスの低下）と、家族・地域コミュニティの希薄化に伴う生活支援の減少（ソーシャルキャピタルの低下）のいずれか、あるいは両方が生じたエリアである。

や孤立が加わることによる**フードデザート**が問題となっている。外出頻度も低下し、生活に支障をきたすこととなる。

食生活の課題は食事量の減少である。身体活動量減少による食欲減退、咀嚼・嚥下機能低下による食事量の減少もある。また、味覚や嗅覚の低下、嗜好の変化による食塩の過剰摂取、動物性食品の摂取量減少も問題となる（表 4・32）。

表 4・32　高齢期のおもな日常の生活・食生活の課題ならびに栄養教育企画における留意点

生活・食生活	課　題	留　意　点
結果目標・行動目標/結果評価・影響評価		
食物摂取状況	栄養素レベルでの管理が必要 食品や料理レベルでの管理が必要	エネルギー、タンパク質、脂質を中心に栄養摂取不足に陥っていないか、あるいは過剰摂取ではないか、個別の管理が必要である。 咀嚼・嚥下困難などによる食事形態、それに伴う食事介助の有無の把握が必要である。 嗜好の変化により、偏った食品摂取になっていないか、個別に把握が必要である。
食事状況	1日3食の食事 適切な食事量	空腹感を感じにくく、一度に多くの食事量を摂ることができない場合は、個人のライフスタイルに合わせた対応が必要である。
食行動	食事の準備 食事づくり 食品の購買 情報の交換・活用など	配偶者との死別や独居生活のため、高齢期になって初めて食事づくりをする者も多い。
生活行動	健康診断の受診 喫煙、飲酒、睡眠、服薬 ストレス・コントロール	薬を処方されている者が多いが、適切な服薬管理ができているとは限らない。 治療やリハビリ目的で医療機関に通っている者が多いが、定期的な健康診断を受けているとは限らない。
学習目標/経過評価		
知識・スキル・態度	態度 嗜好 スキル 知識	配偶者との死別や子ども世帯との同居など、家族構成の変化により、食事づくり、食品選択、栄養成分表示を読み取るスキルなどの獲得の必要性が生じることがある。
環境目標/影響評価		
環境	家族の支援 周囲の支援 食物へのアクセス 情報へのアクセス バリアフリー	本人ができること、できないことがある。何を、誰が、どうやって支援するのかを明確にする必要がある。 外食や中食は若年世代向けが多い。高齢者向けの飲食店や商品を扱う店舗へのアクセスの認知を高める必要もある。

4・5・5　高齢期の栄養教育の場や実施者

年齢に関わらず、自立した生活を営み、自己決定ができる高齢者と、自立や自律＊が低下した高齢者では、教育の場や実施者は大きく異なる。

社会参加が可能な場合では、栄養教育の場は地域である。その際、個人の課題やニーズが大きく異なるため、栄養教育の目的を明確にし、個別対応または目的の似通った少人数グループで行うのが望ましい。たとえば、自立歩行か車椅子利

＊　自立と自律については p.110 欄外参照。

用かなどの自立度は異なっていても，自律できていれば場の設定を配慮することで，野菜摂取量増加という同じ目標をもつ栄養教育が実施できる．

一方，社会参加が不可能な場合は，自宅や入所施設など，生活をしている場が栄養教育の場となる．したがって，集団よりも個別対応が多くなる．要支援・要介護のレベルや当時者の認知の程度により，課題を抱えている当事者ではなく，食事管理を担当している家族や介護者が学習者となる（表 4・33）．

高齢者同士の交流は，互いに状況を理解し，これまでの人生を振り返る時間でもある．社会環境の変化や自身に対する不安や悩みといったことも共感しやすく，栄養教育の場が**エンパワメント**を高め，QOL を高める場としても有効になる．プログラムに参加した高齢者が，終了後に自主グループを立ち上げ活動した結果，虚弱のリスクが減り，さらに QOL の向上につながったという報告もある．

表 4・33 高齢期の栄養教育の企画における 4W1H の例

	留意点
Who（誰が）	栄養教育者のほか，家族，介護者，支援者などの周囲の人が，教育者に適していることも多い．
Whom（誰に）	学習者 学習者の家族や介護者
When（いつ） Where（どこで）	日頃から学習者が利用している施設などを学習の場として利用できるとよい．たとえば，自治体が地域の区民センターなどを利用して行う介護予防教室やいきがい大学，地域の教育機関が主催する公開講座，スーパーマーケットや農協の直売所で行う健康教室などがある．
How（教材や学習形態）	高齢者世代では，学校教育などで栄養教育を受けている者は少ない．そのため，学習者の知識に合った教材やツールの利用が必要である． コミュニティで実施する場合，少人数のグループワークとすることで，グループダイナミクスの効果が期待できる． ピアエデュケーションも同世代同士で共感できることも多く，効果的である．
他分野との連携	自主グループ，NPO 法人，ボランティア団体など． 行政の社会福祉担当課，社会福祉協議会など． 医療，リハビリテーション，介護，福祉，教育などの専門家．

若者にとって，高齢者にとって"希望の星"

若い世代が高齢者をイメージすると，"転倒"，"寝たきり"などといった，要支援，要介護状態を想像することが多いだろう．しかし実際には，定年退職後の再雇用などで就業している者も多い．また定年退職によって職場のストレスが減り以前よりも元気になった者や，趣味を再開したり，スポーツクラブに通う者，NPO やボランティア活動を積極的に行う者など，"元気な高齢者"はとても多い．元気で生き生きとした高齢者が地域で活躍していることで，他の高齢者も"自分もあの人を見習っていつまでも元気でいたい"と，エンパワメントが高まる．さらには，閉塞感のただよう社会の中で，元気な高齢者をみて，若者の将来不安が減ることもある．高齢者のみならず若者にとっても"希望の星"となる高齢者の多い，希望のもてる社会づくりを目指したい．

4・5・6 高齢期の栄養教育のポイント

応用栄養学領域においては，高齢期の老化現象や介護予防を中心に学ぶ．そのためか高齢者対象の栄養教育を企画する際，要支援・介護状態を想定しがちになる．しかし，わが国の高齢者の状況をみると，特に前期高齢者で元気な高齢者が多い．元気な高齢者がより元気になるため，元気を維持するための栄養教育も重要である（表4・34）．

表4・34 高齢期の目的別栄養教育を行ううえでの留意点およびポイント

目的	留意点	ポイント
食生活	健康であっても，現状を維持するための留意点があることを理解する．	栄養教育を受けたからといって，若いころの身体状況に戻るわけではない．加齢に伴う身体の変化や味覚，嗜好の変化について学習者が理解することで，実現可能な行動目標の設定ができる．
身体活動	"運動"だけでなく，"生活活動"による身体活動量に留意する．	高齢者を対象とした身体活動推進のためのガイドや資料を参考にするとよい．
低栄養予防	虚弱，寝たきり予防のためにも重要である．	"かみにくい"，"飲み込みにくい"，"水でむせる"など個人の食べる力（咀嚼・嚥下）を把握する． 栄養教育が強制になっていないか，学習者自身が美味しく食べられているのか，という視点での観察も必要である．
介護予防	要介護状態にならないための一次予防を含め，二次・三次予防も重要となる．	家庭，高齢者施設など，地域社会全体での多面的な取組みが必要である．医師，保健師，介護士など，各種専門職が協働する． 厚生労働省や国立長寿医療研究センターなどが発表している科学的根拠に基づいたチェックリストやプログラムが参考になる．

4・5・7 高齢期の栄養教育の事例（個別カウンセリング）

【事例】最近食事量が減り気味で，体重も半年前から3 kg減少した80歳の女性

食欲がないと訴えることが増えたことを心配した近所に住む娘とともに，県栄養士会運営の栄養ケア・ステーションで実施している健康相談日に来談．半年前に配偶者が亡くなり，現在は独り暮らし．生活機能には問題はみられない．10年間，地域の公民館で行われている太極拳とオカリナの教室に通っている．外食はしない．栄養ケア・ステーションの管理栄養士が対応した．

高齢者は，一般的に身体活動量が低下し，食欲が減退し食事量が少なくなる問題がある．そのようなときに，配偶者との死別などといったライフイベントが生じることで環境が激変し，食欲が低下して健康・栄養状態が悪化してしまうケースが多い．精神的なダメージから，料理をつくらなくなる，外出頻度が減る，生きがいがなくなってしまう．カウンセリングでは，問題点のアセスメントも重要であるが，傾聴を心がけ，精神的に安心できる人間関係を早くに構築することが重要となる（表4・35）．また事例の場合では，娘が同席していることで，安心する場合と，本音を話すことができない場合が考えられるため，どちらの方がよ

表 4・35　低栄養予防が必要な後期高齢期の女性への個別栄養カウンセリング　例

計画	アセスメント	下記について，現状と半年前の状況を本人と娘の両方から確認する． ・介護予防チェックリストなどを用いて，健康状態，低栄養リスクの有無，運動機能レベルを確認する． ・日常生活や人生における満足感，生きがいの有無． ・食事に対する満足感． ・体重，体重減少率． ・食物摂取状況．
	課題の抽出，整理	食欲がなく朝食と夕食だけで済ませてしまうことが多い． 自分だけのために料理をつくるのがおっくうになる． 外食や惣菜を利用することに抵抗がある．主婦として恥かしい，健康にもよくないと思っている． 歩いて公民館に出かけるのが，以前よりも疲れる． 娘に心配をかけさせていると思うと申し訳がない，寝たきりになって娘の世話になるようなことにはなりたくない，今の自分が情けない．
	目標設定[†1]	元気でいるために，必要な食事量を知る． 3食を基本に食べる．食欲がない場合には，分食を取入れる． 外食や惣菜を上手に利用するスキルを身につける． 日常生活を楽しいと感じられるようになる．
実施	課題の確認と学習目標	食事を食べることの重要性，自分にとっての必要な食事量を知る． 元気でいるための，適正体重を知る． 外食店でのメニューや中食で販売されている惣菜でも，健康的な物があることを知る．これらの利用を自己否定しない．
	結果目標と行動目標，環境目標の決定	結果目標[†2]：半年で体重を元に戻す（3 kg 増やす）ことを目指す．日常で楽しいと感じることを増やす（思い出す）． 行動目標：3食食べる．外食や中食を利用した際には，適切なメニューを選択する．定期的に体重を測定する． 環境目標：家族は一緒に食事をする機会を増やす．本人が家族や習い事の仲間に食事を提供する機会を増やす．
	目標期間の確認	6カ月
	経過観察	学習目標の理解はできているか． 設定した行動目標の達成状況 行動目標が未達成の場合，自己効力感が低下している場合は，阻害要因を一緒に考える． 適切な教材，ツールを利用したか． 対象者は指導内容に満足しているか．
評価	影響評価	食事を食べることの重要性，自分にとっての必要な食事量を理解できたか． 元気でいるための，適正体重がわかったか． 外食店でのメニューや中食で販売されている惣菜でも，健康的な物があることを理解し，上手に利用することができたか．
	環境目標	家族は，一緒に食事をする機会を増やせたか． 家族や習い事の仲間に食事を提供する機会がつくれたか．
	結果評価	体重が増えているか／元気であったころに戻ったか． 3食食べているか． 日常で楽しいと感じることが増えたか．
見直し改善	課題の確認	目標達成状況，継続状況を確認する．
	改善事項の継続と新たな目標の設定	目標未達成の場合，阻害要因を確認する． 6カ月間の行動変容からみえた，新たな課題について目標設定する．

[†1] 配偶者との死別から体重減少がみられているため，現在の健康状態や食物摂取状況を把握するとともに，以前の状態についても把握する．また，精神面の状態も把握する．
[†2] 高齢者では，目標を標準体重，健常時体重とするかを考慮する．高齢者は加齢とともに筋量が減り体重は減少する．後期高齢期では，元気であっても体重は前期高齢期よりも減少していることが多い．また体重が増えたとしても，元の体重にまで戻ることは難しい（筋量の増量が難しいため）．したがって，カウンセリングの過程で，"体重を戻しましょう"から"今の体重を維持しましょう"に変えることも考えておく．

いかを判断する．高齢者が学習者の場合，"年だから"という思い込みから"要支援・要介護予防"に着目しがちであるが，本来は元気である高齢者が多く，元気であった高齢者がどうして体重が減ったのか，食べられなくなったのか，元気がなくなってしまったのかを，精神面や環境面を含め，丁寧に評価する必要がある（表4・36）．

表4・36　高齢期における個別栄養カウンセリングの留意点

信頼関係の構築	高齢者は若年者に比べて，説明の理解に多くの時間を要することがある．また一般的に頑固，保守的，内向的と感じられるものである．しかし，これらは高齢者が新しいものへの不安があったり，適応するために時間がかかったりするためである．このような特徴を理解し，さらには年配者への尊敬の念をもった対応が必要となる．そのような姿勢が学習者との信頼関係をうむ．
関係者の連携	高齢者の多くは複数の疾患がある．かかりつけ医や地域の在宅医療などの専門家同士の連携が必要となる．

4・5・8　高齢期の栄養教育の事例（集団教室）

【事例】自治体が主催する地域の健康づくりリーダーの研修会を利用した栄養教室
　研修会が平日の午前に開催されることから，参加者30名は，子育てを終えた主婦や退職後の男性がほとんどを占める．現時点では，参加者は健康で，地域の子育て支援やウォーキングの会などの社会活動やスポーツ活動に熱心に取組む者が多い．しかし，独り暮らし，あるいは高齢者世帯が多く，将来への健康不安を感じている．健康推進課の研修会企画運営事務スタッフ，管理栄養士が実施した．

　国民健康・栄養調査によると，運動習慣のある割合が最も多いのが，男女とも70歳以上，次が60歳代である．スポーツクラブや趣味の会でも，高齢者が大活躍している．このような元気な高齢者の健康を支え，自立度の低下にブレーキをかけ，社会活動への参加などによりQOLを保つことをねらう事業企画が多く展開されている．事例では，地域の"健康づくりリーダー"に応募してきた高齢者を取上げた（表4・37）．通常のボランティア活動に関する講義に加え，自身の健康づくりのためだけでなく，そのことを周囲に広めてもらい，地域全体の活性化に貢献してもらうことを目的に，4回の栄養教室を加えた企画である．

4・6　傷病者の栄養教育

4・6・1　傷病者とは

　傷病者とは，疾患を有する，あるいはまた損傷を有する者である．わが国では，"疾病及び関連保健問題の国際統計分類ICD-10"に準拠して，疾病，傷害および死因の統計分類が行われている．疾患や損傷を正確に分類することは難しい．また，事故などによる外傷で，日常生活に"しづらさ"が生じれば，身体障害になる．

　医療施設で受療している患者のうち，外来患者が約8割，65歳以上が約半数

疾　患：病気のこと．体の生理的な構造あるいは機能に異常が生じ，苦痛や不快・悩みなどさまざまな症状が現れ，通常の生活を営むことが難しくなった状態．精神面も含まれる．

損　傷：外からの刺激によって損なわれたり，傷ついたりしたもの．皮膚や粘膜の体表の断裂を伴うものを開放性損傷といい，皮膚には創がないが深部の組織が損傷を受けたものを非開放性損傷という．原因により機械的損傷，化学的損傷，物理的損傷に分けられる．

ICD-10 （International Statistical Classification of Diseases and Related Health Problems）：WHOが世界保健機関憲章に基づき，異なる国や地域から，異なる時点で集計された死亡や疾病のデータを体系的に記録，分析，解釈および比較するために作成した分類．現在，ICD-10（2013年版）が使用されている．

傷害と障害：**傷害**は損傷であり，**障害**は疾患である．たとえば，スポーツの場で，コートの上で転んで骨折した場合はスポーツ傷害，長期的に同じ動作を繰返すことによって体の一部に負担がかかって生じる使い過ぎ（オーバーユース）症候群はスポーツ障害とよぶ．

表4・37 自治体主催の健康づくりリーダー研修会を利用した前期高齢者への栄養教育の実施例

計画	アセスメント[†1]	事前の質問紙のチェックリストで，低栄養のリスクはないか，食事摂取状況に深刻な問題はないか，運動機能の顕著な低下はないかなどを確認する． 主治医からどのような健康課題を指摘されているか． 事前事後に，栄養教育の評価のための質問紙調査を実施する[†2]．
	課題抽出	現在は健康だが，将来の健康に不安を感じている． 具合が悪くなったときに，どうしたらよいか自信がない． 自分は元気なので，何か役に立つことをしたいが，何ができるかよくわからない．
	優先課題決定	将来も健康であり続けるために，バランスの良い食事をしっかり食べていることに自信をもつ[†3]． 周囲の人に，健康づくりのための食事のことを勧める回数を増やす．
	目的設定[†4]	ボランティア活動への参加に関する研修会をきっかけに，自身の健康づくりにとどまらず，地域における人とのつながり（ネットワーク）の構築に寄与する．
	栄養教育計画作成	学習目標 ・自分の食事の問題を判断できる者を増やす（60 %→80 %）． ・自分の将来の健康の維持のために望ましい食生活を送ることができる自信をもつ者を増やす（55 %→90 %）． 行動目標：周囲の人や地域の人に，"これって健康にいいのよ"と研修会で学んだことを伝えることができる人を増やす． 結果目標：地域の人とのつながりで，いざというときにも心配しなくてすむと感じる人を増やす．
	教室プログラム作成	スタッフ：管理栄養士，企画運営担当事務職員，現在地域活動をしている健康づくりリーダー 内容：4回（1.5時間/1回/週）の栄養教室．3回目以降は，グループ（6名）に分けて行う． ・1回：高齢期の健康と栄養・食生活に関する知識の習得・確認する． ・2回：地域のありたい姿，自分のなりたい姿についてグループディスカッションを行う． ・3回：地域の中での健康づくり活動，低栄養予防活動などの事例について，現在活躍している健康づくりリーダーから話を聴く．地域のもつ課題について話し合う． ・4回：自分には地域の中でどのような役割があるかについて話し合う．最後にグループごとにまとめを発表する． 留意点：学習者同士のコミュニケーションから，グループダイナミクスがうまれるように心がける．
実施	教室実施	グループワークや演習で，学習者が発言できる時間を多く確保する．
評価	経過評価	計画・打合わせどおりか，学習者の反応
	影響評価	学習目標，環境目標の達成度
	結果評価	行動目標の達成度
見直し・改善	課題の確認	学習者によるグループごとの発表から，プログラムの課題を抽出する．
	フィードバック	ボランティア活動の実施や成果を，自治体のホームページや広報誌で発表する．地域での活動状況は，次の企画の改善に活かす．

[†1] 高齢期になれば，何らかの疾患を抱えている．主治医からの指示や医療機関の管理栄養士の個別栄養相談も受けており，どのような健康課題があるか，学習者自身が理解できていることが多い．
[†2] このような研修会の参加者は，評価を目的とした質問紙調査にも協力的であることが多い．
[†3] 高齢期に入っても健康でアクティブに生活できている者は，食行動や食事摂取状況も良好であることが多い．しかし，情報に振り回されていたり，将来不安から自信をなくしている者も多い．今ある姿を承認し，励ますことも大切である．
[†4] 栄養教室を実施する目的．

を占める．疾病分類別にみると，入院患者では精神および行動の障害，循環器系の疾患，新生物，外来患者では消化器系の疾患，筋骨格系および結合組織の疾患，循環器系の疾患が多い．

4・6・2　傷病者の特徴的なライフスタイル

傷病の状況によって大きく異なる．治療中かリハビリテーション中か，治療期間の長さや受療頻度，在宅か入院か，傷病が日常生活，社会生活，余暇活動などにもたらす影響や程度，予想される治療期間や回復の見込みなどによって左右される．傷病の程度が深刻でない場合は，一般的なライフステージに応じたライフスタイルとなる（表4・38）．

> **リハビリテーション（社会復帰）**：医学領域で用いられる場合は，事故や疾病などにより後遺症や障害が生じた者などを対象に，患者の潜在能力を高め，生活機能，さらには社会的機能を回復させたり，促すために行う訓練や技法．

表4・38　傷病者のライフスタイルをみるうえでの留意点

傷病はいつからか	受傷や発症年齢
受療状況	入院では専門家による栄養管理を受けている． 頻繁な受診，長い治療期間は，ライフスタイルに影響を及ぼす．
傷病が生活にもたらす影響	予後や治療期間の長さによって，将来の見通しが重要になる． 長期間の入院は影響が大きい．子どもであれば，教育はどのように行われるか，就労者であれば退院後の職場復帰は可能か，経済的な支援はどうかなど，ライフスタイルに深刻な影響が及ぶ．

4・6・3　傷病者の健康・栄養状態の課題

ライフステージ特有の健康・栄養状態の課題に加え，その傷病の原因，治療・リハビリテーションとの関わりなどが関与してくる．患者数の多い循環器疾患をはじめとする生活習慣病では，学習者の健康・栄養状態は発症要因であり，治療経過や予後と直接関係する．一方，直接発症に関係しなくても，栄養状態が不良な場合，感染症に罹患しやすい，治療が長期化するなどの問題が生じる．また，注意力低下による不慮の事故など，受傷・発症前の状態のアセスメントが重要なケースもある．さらに，術後入院日数などの治療成績に影響が生じることから，治療やリハビリテーションの経過とともに継続したアセスメントが重要になるケースもある．表4・39に留意点の例を示すが，損傷や発症の直接要因にならず

表4・39　傷病者の健康・栄養状態の課題を考えるうえでの留意点

健康・栄養状態と傷病との関連	傷病（例）	留意点
直接的	非感染性疾患 生活習慣病	定期的なアセスメントの実施 疾患の状態と生活習慣の関連の評価
間接的	健康・栄養不良による転倒 低栄養状態による感染症	定期的なアセスメントの実施 健康・栄養状態が間接的に影響をもたらす傷病の予測
関連なし	骨折や火傷	多くの傷病では，良好な栄養状態は治療やリハビリテーションの経過を良好にする．

表 4・40 傷病者におけるおもな健康・栄養状態の課題とアセスメントならびに留意点

健康・栄養状態	アセスメント方法	留意点
QOL 　食関連 QOL	問診または質問紙	受傷・発症前の状態も評価する． 治療やリハビリテーションの影響は大きい．
主観的健康感	問診または質問紙	急性期や疾患・傷害の程度によっては，その時点での健康度を評価することが難しいことも多い． 入院患者でも，"自分は健康である"，"自分は病気ではない"と答えることも多い．治療が長期にわたる場合は，主観的な自己評価も大切になる．
肥満，やせ 筋量の低下 睡眠 排泄 メンタルヘルス	身体計測 　（身長，体重，腹囲，上腕周囲長，皮下脂肪厚など） 問診	治療やリハビリテーションにあたる医療・保健分野と密接な連携が必須である． 傷病によって強い不安感や孤独感などが生じることもあり，心理的な面に対する配慮が求められるケースもある．
生活習慣病の有無	臨床検査/臨床診査	

とも，多くの損傷や疾患において，健康・栄養状態は治療経過や予後と関連する（表 4・40）．

4・6・4　傷病者の日常の生活習慣や食生活の課題

健康・栄養状態と同様，ライフステージ特有の課題に加え，発症・受傷に至ることになった課題やその傷病を予防するための課題，治療やリハビリテーションを支えるための課題，元の健康状態や生活状態に戻るまでの期間を支えるための課題など，何を目指して栄養教育を実施するのかを明確にして，"なぜ（Why）"，"何について（What）"を評価する．たとえば，がん患者では入院治療から在宅治療になったものの，仕事を続けることが困難で離職するケースも多い．療養生活を支える食生活という視点で，経済的な支援や社会復帰に向けての支援も含めた課題を，周囲の人/支援者*や連携システムなども含めて考える（表 4・41）．

* 支援者については p. 112 の欄外参照．

4・6・5　傷病者の栄養教育の場や実施者

発症や受傷によるライフスタイルへの大きな影響がない場合は，栄養教育の場や実施者は，ライフステージに応じたものになる．一方，治療や回復の過程によって，居住環境，関わる専門家，ライフスタイルが変わる場合は，経過とともに教育の場や実施者も変わる．したがって，学習者に関わる支援者（医療や福祉の専門家も含む）の連携や申し送りのような情報共有が重要となる（表 4・42）．

アセスメント，教育やその評価のタイミングが適切であり，かつ傷病の状態の変化に応じて適宜行われているかも重要なポイントになる．栄養教育の重要度が高い非感染性慢性疾患の場合，症状が重い状況でなければ，多くは急激な心身の変化は起こりにくい．一方，発症や受傷直後の急性期，心身のダメージやストレスが強い時期，回復期でもリハビリテーションが優先される時期は，栄養教育の企画は控える，あるいは慎重に行う．

表 4・41 傷病者におけるおもな日常の生活・食生活の課題ならびに栄養教育企画における留意点

生活・食生活	課　題	留　意　点
結果目標・行動目標/結果評価・影響評価		
食物摂取状況 食事状況	栄養素レベル，食品レベル，料理レベルでの制約がある． 3食，規則的に摂取することができないことがある．	疾患そのものに直接関与するのか，薬との相互作用があるために制限が生じるのか，学習者や周囲の人と共通理解をもつ． 受傷後の急性期や侵襲によるストレスが強い場合，治療スケジュールによって，食事状況が異なる．
食行動 生活行動	継続した受療ができているか． 飲酒管理ができているか． 禁煙への取組み． 満足のいく睡眠がとれているか． 服　薬 ストレスコントロール	基本的にはライフステージに応じた食行動，生活行動の課題が考えられる．治療と直接関連する行動が優先されるが，予後を見通して，将来不安を軽減するための望ましい食習慣を身につけることができるような支援が望まれる．
学習目標/経過評価		
知識・スキル・態度	その傷病と健康，あるいは食生活との関わりに関する知識が乏しいことがある．	情報収集に関する適切な助言で，情報へのアクセスを高めることも重要である．
環境目標/影響評価		
環　境	家族・周囲の支援 食物へのアクセス 情報へのアクセス バリアフリー	療養中は，家族や周囲の人の協力が不可欠である．たとえば，学習者とともに，家族や周囲の人も巻き込んで，評価や企画に参加してもらうような働きかけをする．

表 4・42 傷病者の栄養教育の企画における 4W1H の例

	留　意　点
Who（誰が）	栄養教育者 医療機関の医師，看護師，保健師など
Whom（誰に）	学習者 学習者の家族や周囲の人
When（いつ） Where（どこで）	学習者は栄養教育を受け入れる状況にあるか．体調の変化によって，食行動の改善意欲も左右される．アセスメントのタイミング，栄養教育の介入や評価のタイミングをみる． 学習者や支援者が集まることができる場や時間など，傷病の状態に配慮して，学習者の特性に応じた場を設定する． 病院，リハビリテーションセンターなどの医療施設，社会復帰した職場など．患者の会の集まりやピアカウンセリングなども活用したい．
How（教材や学習形態）	傷病者はすべてのライフステージに存在する．教材や学習形態は，その年齢層や，症状に応じたものとなる． 治療の過程では，医療機関や保健機関での個別栄養相談が多い．しかし，療養期間が長くなる場合は，他者との交流が心理的な支えになることも多い．したがって，治療は個別対応としても，栄養教育に集団での学習やグループディスカッションなどを取入れる工夫が必要となる．
多分野との連携	医療・リハビリテーション・介護・福祉・教育などの専門家． 自主グループ，NPO 法人，ボランティア団体，患者の会など．

ピアカウンセリング（peer counseling）：同じ疾病や障害をもつ，共通した悩みをもつなど，立場を同じにする仲間同士によって行われるカウンセリング．

4・6・6 傷病者の栄養教育のポイント

あらかじめ，栄養教育の目指すものを明確にしておく．疾病の要因や症状の軽減，**二次障害**の予防の場合は，学習者の食行動変容へのモチベーションも高い．一方，栄養・食生活の改善とその傷病の状況との関わりを直接感じにくい場合は，疾病や傷害に対する脅威，罹患性，重大性の認知とともに，予防行動の有益性と障害の認知，予防行動に対する自己効力感の向上といった，**ヘルスビリーフモデル**を活用することも有効である．同時に，長期療養では，環境要因となる家族や周囲の人の支援が得られるような教育の機会ももつとよい．

病気療養児の場合，治療・回復と併せて，望ましい発育を支援するための栄養・食生活の管理が求められる．入院児だけでなく，医療依存度の高い在宅長期療養児への支援へのニーズも増えてきている．療養児とその家族は，親子関係，学業，疾病自体の予後も含めて，多くの不安を抱えており，心理的ストレスも強い．医療，教育，福祉，保健，心理などの関係者や，親の会などと連携体制をとり，栄養教育を企画・実施する．

病気療養児の教育：病気のため病院などに入院している病気療養児は，病院などに併設または隣接する病弱養護学校および小・中学校の病弱・身体虚弱特殊学級において教育が実施されている．

ファシリテーション（facilitation）：物事をやりやすくする，促進するなどの意味をもつfacilitate（動詞）の名詞形．ファシリテートする人をファシリテーターという．単なる司会者ではない．人々がもっている力を信じ，その力を引き出し，背中をおして，人々が進むように手助けをする．

表4・43 肥満患者を対象とした集団栄養カウンセリング 例

計画	アセスメント	病院で行われる身体計測，臨床検査結果に基づく健康状態の確認 栄養相談カルテに基づく日常生活，食習慣の課題の確認[†1] 毎日の体重測定記録のグラフ[†2] 参加者の社会的背景，治療状況（通院歴，体重減少の様子など） 食態度，個別栄養相談に対する態度など[†3]
	個別の課題および結果目標の確認	個別栄養相談で出ている課題や目標の確認
実施	場の設定とカウンセリングの導入	カウンセリングに適した場や雰囲気の設定 グループカウンセリングの目的，概要，ルールの説明（傾聴，受容など） 参加者の自己紹介[†4]
	課題の確認	管理栄養士は開かれた質問で，参加者自らの考えや思いを引き出すようにする[†5]． グループでの話し合いの中で，行動分析や行動変容への準備性を各自確認する．
	目標宣言	スモールステップで目標を設定し，目標宣言を行う．
	問題解決演習	目標達成のために障害となっていることは何か，どうやったら解決できるかを話し合う． ブレインストーミングによる行動分析に基づく刺激統制や行動置換について話し合う． ロールプレイで誘惑への対策やストレスマネジメントを学ぶ．
評価	経過評価	参加率や発言の数，参加者同士のコミュニケーションはどうか． 参加者個人の心理面はどう変化したか，グループ全体ではどうか．
	影響評価	宣言された行動目標は達成されたか． セルフモニタリングでの評価はどうか．
見直し・改善	結果評価と課題の確認	肥満の改善という結果目標は達成されたか． セルフヘルプグループへの発展など，グループダイナミクスは生じたか．
	改善事項の継続と新たな目標の設定	結果評価だけでなく，経過評価・影響評価も加味して次の課題を考え，最終目標に向けた個別栄養相談につなげる．

[†1] 個別栄養相談でのアセスメントを確認しておく．個人情報になるので，栄養相談カルテの持ち出しはできない．
[†2] 体重記録のグラフ化は学習者が行動分析を行ううえで重要な媒体となる．
[†3] グループのまとまりが悪くなるような個別性の高い参加者や，グループに馴染みにくい参加者への対応を考える．
[†4] 雰囲気を和らげるようなゲーム性を取入れた自己紹介とする（アイスブレイク）．ファシリテーションスキルのガイドブックなどが参考になる．
[†5] 管理栄養士は，"教える人"ではなく，ファシリテーターの役割をもつ．

4・6・7　傷病者の栄養教育の事例（集団カウンセリング）

> 【事例】肥満患者を対象とした集団栄養カウンセリング
> 　月1回，計3回を1セットで実施されている．カウンセリングの参加者は外来患者で定員は6名程度．参加者の選定基準は成人，BMI 30 kg/m² 以上，単純性肥満，重篤な疾患を有していない者である．実施者は管理栄養士だが，必要に応じて医師や心理カウンセラーが加わる．

　傷病者の場合，通常，医療機関などで管理栄養士が個別栄養相談に応じている．したがって，学習者は健康状態や疾病と栄養・食生活に関する知識を学び，行動変容の必要性やスキルも理解している．しかし，なかなか行動変容できない，あるいは変容が維持，習慣化できずに苦しんでいる．個別相談時にさらに多くの知識を提供しても，学習者はますます混乱し，悩みが深まるばかりである．このようなケースでは，何が立ちはだかる課題なのか，どのようにして認知を変え，どのように対策をとればよいのかなど，同じ悩みを抱える学習者同士が話し合う集団カウンセリングが効果を発揮する．この事例では，通常の個別栄養相談の初回時に概要を説明し，参加を希望した者を対象とした集団カウンセリングの例を取上げた（表4・43）．学習者同士が助け合い，他者の行動をモデルとしたり，他者をサポートすることで，自身の動機づけや自己効力感が高まり，行動変容を起こしやすくなることをねらう．断酒の会などの成功事例や，その後の患者の会の活動につながる事例もある．

4・6・8　傷病者の栄養教育の事例（集団教室）

> 【事例】脂質異常症で脳梗塞を起こした患者を対象とした栄養教室
> 　動脈硬化の進展により脳梗塞を起こした場合，程度の差はあれ，ほとんどが片麻痺の後遺症を有する．急性期を過ぎ，回復期でのリハビリテーションを終え，在宅の生活に復帰した外来患者とその家族が対象．土曜日の午後（隔週），計4回実施する．定員は家族も含め30名程度．病院の管理栄養士が主たる実施者となり，医師，看護師が連携して行う．学習者は肥満，高血圧，糖代謝異常，脂質代謝異常など，何らかのリスクも抱えており，再発や虚血性心疾患の予防が重要な課題である．

　リハビリテーションでは，日常生活に復帰するための生活機能や社会的機能の回復訓練が行われる．この間，学習者は自身の身体機能の変化に大きな戸惑いや悩みを抱えながらも，生活復帰に向けてトレーニングに励む．管理栄養士による個別栄養相談は行われるが，訓練による疲労や心理的な余裕のなさから，退院後の食生活にまで気持ちが向かないことも多い．退院後の日常生活が落ち着いたころに改めて栄養教育を受けることで，将来の健康に向けた行動変容への動機づけとなる．留意点として，集団の栄養教育であることを念頭においてアセスメント，企画，評価を行う．学習者によっては，"今の自分の問題を解決したい"という思いが強く，集団の栄養教育には馴染まないケースもある．そのような学習者には，教室への参加動機を確認し，集団での教室のメリットを伝え，場合に

よっては個別栄養相談を勧める．また，すでに栄養相談を経験していることから，食知識や食態度などの行動変容への準備要因は良好であることが多い．実施例を表4・44に示す．

表4・44 脳梗塞を起こした患者を対象とした栄養教育の実施例

計画	アセスメント	身体計測や臨床検査結果などは，学習者に検診などの結果を確認してきてもらう． 質問紙調査では，食行動と疾病との関係を整理できるようにする． 身体計測，臨床検査，臨床診査結果に基づく健康状態のアセスメント．発症前後から現在に至るまでの経過を把握する． 質問紙による生活習慣，食物摂取状況，循環器疾患のリスク要因になる行動が把握できるようにする．
	課題抽出	情報が多すぎて，自身に必要な情報へのアクセスができていない，必要な情報かどうかの判断ができていない． 得られた情報を自分の食行動や日常生活に活かすことができていない． 現在の生活の中でどのような工夫やスキルがあれば行動変容につながるかわからない．
	優先課題決定[†1]	情報へのアクセス，食物へのアクセスを高め（食環境の認知），日常の食生活の管理に活かす． 家族や介護者の協力を得て，主食・主菜・副菜の揃ったバランスの良い食事を摂る．
	目的設定[†2]	脳梗塞の再発，虚血性心疾患によるイベントの予防
	栄養教育計画作成[†3]	学習目標 ・インターネットや情報誌などから，自分の欲しい情報を収集し，その内容を判断できる人を増やす． ・得られた情報を自分の生活に活用することができる人を増やす． 行動目標（結果目標） ・得られた情報や活用スキルを家族や介護者に伝え，共有する人を増やす． ・主食・主菜・副菜の揃ったバランスの良い食事を摂っている人を増やす． 環境目標：バランスのとれた食事を準備してくれる家族や介護者を増やす．
	教室プログラム作成	スタッフ：管理栄養士．必要に応じて医師や看護師，理学療法士，作業療法士などと連携する．
実施	教室実施	内　容：4回（1時間/2回/月）の栄養教室 留意点：集団での栄養教育であることを活かし，学習者同士のコミュニケーションが活発になるように心掛ける．また，家族や介護者同士の交流も重視する．
	経過評価	計画・打合わせどおりか，家族や介護者の反応
評価	影響評価	学習目標，環境目標の達成度
	結果評価	行動目標（結果目標）の達成度
見直し・改善	課題の確認	栄養教室への参加は，学習者の身体計測，臨床検査，臨床診査結果などに好ましい影響をもたらしたか．
	改善事項の継続と新たな目標の設定	3カ月後，半年後など，定期的に改善効果を確認する．必要に応じて，医師から個別栄養相談を勧めてもらう．

[†1] 集団の栄養教育介入で達成できる目標をあげる．学習者は，退院後も継続して医療機関を受診し，臨床検査データなどの結果評価になる項目は確認できている．栄養教室の規模，介入期間などから，現実的に評価可能な項目を立てる．
[†2] 栄養教室を実施する目的である．
[†3] 情報へのアクセスと栄養教育（p.43，§2・6・3）参照．

4・7 障がい者の栄養教育

4・7・1 障がい者とは

障害は大きく身体，知的，精神の障害に分類されるが，その種類や程度は多様である．障害者基本法は，**障がい者**を心身の機能的損傷だけでなく，社会的障壁により被る制限も加えて定義している．さらに，障害者総合支援法は，支援の対象を難病などにも広げ，長引く病気やけがなども含め，日常生活に"しづらさ"を感じている者を支援の対象としている．18歳未満の場合は障がい児とよぶ．

生活習慣病が原因となって生じる中途障害の増加や高齢化が進むに伴い，障がい者数は大きく増加している．**障害者手帳**を持たなくても，支援の対象となる者も多い．障がい者というと，見てすぐにわかる重度障害の印象が強く，栄養教育は難しいという先入観をもたれがちである．しかし，学業や仕事に就いたり，パラリンピックを目指してトレーニングしているなど，元気で健康な障がい者も多い．

4・7・2 障がい者の特徴的なライフスタイル

どのライフステージか，日常生活や社会生活の中での何に関する"しづらさ"か，その"しづらさ"はどの程度なのか，どのようなことに関して自律/自立できているのかなどによって大きく異なる（表4・45）．

たとえば，身体障害の場合，日常生活に介助や支援が必要であっても，就業や社会参加している者が多い．要支援でも，"何を，いつ，どこで，誰と，どのように食べるのか"を自分で決めることができる．一方，知的障害の場合，日常生活動作能力は自立できても，食生活についての自己決定や自己管理は困難を伴うことが多い．

4・7・3 障がい者の健康・栄養状態の課題

健康・栄養状態の課題は，その障害が健康状態にもたらす影響，基礎疾患の有無などによっても異なる．不活動の障がい者や，食欲のコントロールが困難である知的障がい者では肥満の問題があるが，一方，やせの問題も深刻である．アセスメントでは，健常者の判定基準がそのまま適用できないケースもある．たとえ

障害と障がい：法律では"障害"，"障害者"と書かれるが，表記についてはさまざまな議論があり，統一した見解には至っていない（障がい者制度改革推進会議，2010年）．本書では，機能を説明したり固有名詞の場合は**障害**，人を説明する場合は**障がい**とした（例：身体障害と身体障がい者）．

障害者基本法：障がい者は，"身体障害，知的障害，精神障害（発達障害を含む）その他の心身の機能の障害（以下「障害」と総称する）がある者であって，障害及び社会的障壁により継続的に日常生活又は社会生活に相当な制限を受ける状態にあるもの"と定義されている（第2条．1970年公布，2013年改正）．

障害者総合支援法：付録A-12，p.134 参照．

障害者手帳：身体障害者手帳，知的障がい者の療育手帳，精神障害者保健福祉手帳といった，障害を有する人に対して発行される．

自律と自立：**自律**とは他者からの支配や助けを受けずに，自分の行動を主体的に規制すること，自身の立てた規範に従って行動すること．**自立**とは他者からの援助や支配を受けることなく，自分一人の力で判断したり物事を行うこと．ひとりだち．自律（autonomy）の反対は他律であり，自立（independence）の反対は依存である．

身体障害の対象：視覚障害，聴覚また平衡機能の障害，音声機能，言語機能または咀嚼機能の障害，肢体不自由，内部障害（心臓機能障害，腎臓機能障害，呼吸器機能障害，膀胱・直腸機能障害，小腸機能障害，ヒト免疫不全ウイルスによる免疫機能障害）．

表4・45　障がい者のライフスタイルをみるうえでの留意点

障害はいつからか	先天的か，後天的か．
どのライフステージか	その障害は，ライフステージに特徴的なライフスタイルに影響するか．
何に関する"しづらさ"か	身体的な運動機能か，生活機能か． 限定的か，全般に及ぶものか． 食生活，日常生活，社会生活のどのような場面で"しづらさ"が生じるのか．
障害の程度	自立は可能か，自律は可能か． 支援や介護の必要性の有無や範囲．
支援サービス	障害福祉サービス，公的援助や手当の有無． 私的な援助の有無．当事者団体やセルフヘルプグループなどへの参加の有無．

ば，知的障がい児では発育不良を伴うことも多く，健常児の成長曲線を用いた体格の評価はできない．また，肢体不自由で不活動を余儀なくされる場合，筋量が少ないため，健常者の肥満の判定基準をそのまま当てはめると，生活習慣病のリスクを過小に見積ってしまう．臓器の機能低下や切断による体構成成分の違いなどもある．その障害と健康課題との留意点を表4・46に示す．

障害の種類ごとに健康課題が定型化されているわけではない．重複障害や時間的な経緯により状態も変化する．障害名は学習者特性の把握に必要ではあるが，名称や程度に必要以上にこだわるのは避ける．栄養教育における，"なぜ（Why）"，"何について（What）"を明確にするためには，先入観をもつことがないようにする（表4・47）．

障がい者への支援：障がい者が学習者の場合，"支援"という言葉が多用される．その場合，学習者の主体的な行動を後押しする支援か，自律/自立困難なことを手助けする支援かを区別して考える．

障がい児にみられることの多い栄養課題：ダウン症候群，知的障害，運動機能障害，重症心身障がい児などでは，摂食・嚥下機能に発達の遅れや異常がみられる．自閉症では，強い偏食やこだわりなど，摂食行動にしばしば課題がみられる．障がい児では，肥満だけでなく，やせも多い．

表4・46 障がい者の健康・栄養状態の課題を考えるうえでの留意点

健康・栄養状態と障害との関連	留意点
直接影響しない	健常者のライフステージに応じた健康・栄養課題と同様に考える．
直接影響する	生活習慣改善による健康リスク低減の見込みが低いこともある． 医療やリハビリテーション機関との連携が重要である．
間接的に影響する	健康リスクが生じるプロセスに介入することで解決できることも多い． 多分野と連携して環境要因の改善などに取組むことも重要である．たとえば視覚障害の場合，運動機能に障害はないものの，安心して運動できる施設や指導者が少ないなどの環境要因が関連する．
好ましくない健康状態が障害をもたらす	生活習慣病が原因で脳血管疾患から肢体が不自由になったり，内部障害を負うケースも増えている．ライフスタイルの大きな変化に，心理的なケアが必要な場合も多い．

表4・47 障がい者におけるおもな健康・栄養状態の課題とアセスメントならびに留意点

健康・栄養状態	アセスメント方法	留意点
QOL 食関連QOL	問診または質問紙 観察評価	楽しく過ごしている，うれしそうにしている，食事を楽しみにしているなど，当事者の生活に寄り添った評価が望まれる．
主観的健康感	問診または質問紙 観察評価	客観的なデータによる健康度の評価が難しいことも多い． 主観的な健康状態の評価は重要である． 社会参加ができている当事者の多くは，"具合の悪いところがあるからといって，不健康であるとは考えない"と回答する．
肥満，やせ 内臓脂肪面積の増加 筋肉量の低下 排　泄	身体計測 （身長，体重，腹囲，上腕周囲長，皮下脂肪厚など） 問　診	健常者の基準値で評価できないケースも多い． 障害に詳しい医療・保健分野と連携や助言を受けることが必須である． 便秘や下痢など，排泄に課題を抱えている者も多い．学習者からは言いにくいこともあり，親身な姿勢で聞き取る．
生活習慣病の有無	臨床検査/臨床診査	
障害特有の健康課題 メンタルヘルス		その障害が直接健康・栄養状態に影響をもたらすケースでは，生活習慣の改善では解決できないことも多い． 障害によって強い不安感や孤独感などが生じることもあり，心理的な面に対する配慮が求められるケースもある． 専門家による指導や治療・リハビリが優先される．

4・7・4 障がい者の日常の生活習慣や食生活の課題

健康・栄養状態と同様，障害の種類ごとに定型化されたものはない．社会参加が可能なケースでは，おおむね健常者と大きく変わらない．課題を抱えている当事者の努力だけでは解決できないことも多い．周囲の人/支援者や連携システムなどの環境要因に関する評価は重要である（表4・48）．

> **支援者と教育者**：障害分野では，さまざまな"しづらさ"を支援する人を支援者とよぶ．栄養教育では，栄養教育担当者を支援者とよぶが，ここでは，両者の混乱を避けるため，栄養教育担当者は教育者と表記する．

表4・48 障がい者のおもな日常の生活・食生活の課題ならびに栄養教育企画における留意点

生活・食生活	課題	留意点
結果目標・行動目標/結果評価・影響評価		
食物摂取状況	栄養素レベル，食品レベル，料理レベルでの個別管理が必要なケースがある．	内部障害や難病などでは，医療分野での個別管理が優先される．咀嚼・嚥下困難，自立困難などでは，食事の形態や食具の工夫，食事介助が必要である．医療や福祉・介護分野と連携する．
食事状況	朝食や昼食の欠食 適切な間食の摂り方	排泄や身支度などに時間を要し，1日3回の食事スタイルをとることが困難な場合，生活やQOLの維持を優先する．空腹感を感じにくい，一度に多くの食事量を摂ることができない場合は，適切な間食で対応する．
食行動	行動に制約がある場合の具体的な支援方法 自己管理が難しい場合の食行動の管理と環境要因との関連	行動レベルでの支援が必要なケースでも，学習者が自律できていれば，多くは，介護・支援スタッフとの連携によって解決できる．学習者による自己管理が困難な場合は，食べ物をどのように保管するかなど，環境を変えることで適切な行動に導く．
生活行動	排泄 健康診断の受診 喫煙，飲酒 睡眠，服薬 ストレスコントロール	肢体不自由では，排泄に多くの時間と労力を要することがある．治療やリハビリで医療機関に通っている者が多いが，定期的な健康診断を受けているとは限らない． 障害との関係もあり服薬が多い．
学習目標/経過評価		
知識・スキル・態度	健康行動がとれているか否かにかかわらず，自己効力感が低いことがある． 障害と健康との関わりに関する知識	さまざまな健康・栄養情報にアクセスしているが，"あなたの障害のための健康情報"という但し書きがないことから，自分の食行動の適切さの判断がしにくい者や自信をもちにくい者も多い．情報収集に関する適切な助言が必要．
環境目標/影響評価		
環境	家族の支援 周囲の支援 食物へのアクセス 情報へのアクセス バリアフリー	自己決定や自己管理が難しい場合，家族や周囲の人の協力がなければ解決できない．その場合，栄養教育の直接の対象となる学習者は家族や支援者である．学習者のための目標設定と評価，支援者のための目標設定と評価のほか，支援者が生活の中で教育者としての役割を果たさなければならないこともあり，それぞれの整理が重要になる．

肢体不自由では，調理や食品購買などに"しづらさ"を伴うことも多い．しかし，野菜をしっかり食べたいから副菜料理をつくってもらうよう支援者に頼む，インターネットを使って健康に良い食材を取寄せるなどの工夫をしている．自律できていれば，他者が想像するほど食行動に関する障害特有の課題は少ない．

4・7・5 障がい者の栄養教育の場や実施者

社会参加の場が栄養教育の場として活用される．仲間同士の情報交換会，当事者団体が主催する研修会や勉強会は，家族や支援者も含めた，きわめて有用な場や機会となる．特に場の設定には配慮する．会場までのアクセスの確認だけではなく，たとえば車椅子で動くことができるスペースや同伴の介護者など，通常の会場設定の2～3倍のスペースを必要とする場合もある．障がい児は，特別支援学級や特別支援学校などの場において，将来自立し社会参加するための基盤として，望ましい食習慣を身に付けるなどの特別支援教育を受けている（表4・49）．

家族や支援者の健康づくり：家族や支援者は，学習者との結びつきが強い一方，その分，精神的・肉体的ストレスも大きい．健康的な家族や健康的なコミュニティという視点で，家族や支援者を学習者とした栄養教育にも積極的に取組みたい．

特別支援教育：障害のある幼児児童生徒の自立や社会参加に向けた主体的な取組みを支援するという視点に立ち，幼児児童生徒一人一人の教育的ニーズを把握し，その持てる力を高め，生活や学習上の困難を改善または克服するため，適切な指導および必要な支援を行うもの．（文部科学省，"特別支援教育について"より）

表4・49　障がい者の栄養教育の企画における4W1Hの例

	留意点
Who（誰が）	栄養教育者のほか，家族，介護者，支援者などの周囲の人が，教育者に適していることも多い．
Whom（誰に）	学習者 学習者の家族や支援者
When（いつ） Where（どこで）	学習者の障害の状態を配慮して時間と場を設定する． 学習者単独で行動できない場合，介護・支援者にも配慮が必要である． 日頃から学習者が利用している施設などを学習の場として利用できるとよい．初めての場では，施設内やその施設までのアクセスも含め，不安や戸惑い，さらには予想外のトラブルが生じることもある． ・会場までのアクセスでバリアフリー化は進んでいるか． ・会場施設内のバリアフリー化は進んでいるか． ・"誰でもトイレ"はあるか．使えるか． ・駐車場には障がい者等用駐車スペースが確保されているか． ・雨天など，天候によって外出困難になることが予想されるような場合の対処は考えられているか． ・介護者や，車椅子などの活動に必要な用具を考慮した十分な広さが確保されているか． 職場，日常利用している障がい者スポーツセンター，地域のスポーツクラブ，リハビリテーション病院やリハビリテーションセンターなど
How（教材や学習形態）	"しづらさ"に応じた教材であることは重要だが，障害を難しく考えすぎない．どのような教材がよいか，学習者に直接相談してみることで，参加型の栄養教育につなげることもできる． 医療やリハビリテーションの機関などで個別相談がなされていることも多い． コミュニティで実施する場合，グループワークなどの学習形態を積極的に活用することで，参加者同士の交流による相互作用の力（グループダイナミクス）が期待できる．
多分野との連携[†]	医療，リハビリテーション，介護，福祉，教育などの専門家 自主グループ，NPO法人，ボランティア団体など 行政の社会福祉担当課，社会福祉協議会など

† 企画の段階で，その障害に精通した組織，専門家との共同関係をつくっておく，あるいは事前に十分な助言を得ておくことが，プログラムの成否を決める．たとえば，言葉の使い方や声かけの仕方，その障害特有の行動パターン，教育教材の選定や学習の場の設定など，"豊富な経験知"はきわめて貴重である．

4・7・6　障がい者の栄養教育のポイント

あらかじめ，栄養教育の目指すものが，健康の維持増進や生活習慣病予防か，生活習慣病のリスク軽減や再発予防か，治療やリハビリテーションの一環か，"しづらさ"への支援かなど，明確にしておく．健康的な食行動は健康状態を良好なものにするが，多くは障害そのものに好ましい効果をもたらすわけではない．障害と栄養教育との関わりを，関係者間で整理しておくことで，栄養教育に対する過剰な期待，あるいは不満を抑えることができる．

教育媒体や学習形態は，障害に応じた配慮が必要である．併せて，コミュニケーション手段やツールについても考える（表4・50）．たとえば，学習や行動目標の達成を学習者自身が評価するときに，その考えを伝えるためのボードやルールを決めるなどの工夫で，学習者が主体的に学習プログラムに参加できる．

表4・50　"しづらさ"に応じた教材の考え方

障害（例）	教材，内容，留意点
視　覚	触覚教材，拡大教材，音声教材，視覚補助具，ICT機器などの情報機器を活用する．学習者は視覚的な模倣が困難であるので，支援者が的確な概念理解をもつこと，正しく言葉や文章を使うことが重要である．
聴　覚	視聴覚教材（食品や食品模型）や教育機器，コンピュータなどの情報機器などを活用する．理解に困難がある場合では，課題の提示に注目すべきところを強調するなどの工夫が必要である．
知　的	理解の程度に応じたわかりやすい教材の工夫が必要である．家族や周囲の支援者と共通・共有できるものが望ましい．
言　語	筆談，伝達カード，文字盤，音声出力型の機器，ICT機器などを活用する．代替手段によりコミュニケーションを行う．

4・7・7　障がい者の栄養教育の事例（個別カウンセリング）

> 【事例】特別支援学級に通う知的障害をもつダウン症の女児とその母親
>
> 　女児が5年生になったばかりの時期に来談．子どもと母親，父親との関係は良好である．父親も休日は子どもと一緒に遊ぶように心がけている．子どもは食に対してあまり関心を示さず，母親は食事を食べさせるのに苦労をしてきている．母親は，子どもの健康に関してとても気をつけており，インターネットなどでも情報を収集している．子どもがあまり体を動かしたがらないことから，将来の健康問題がとても不安になっている．食事摂取状況についての聞き取りからは，母親の努力でバランス良く，食事を摂ることができている．

ダウン症児は，"太っているのだからお菓子を食べ過ぎているのでは？"と決めつけられることが多い．しかし，ダウン症児の1割程度は食への関心が薄く，やせが問題である．仮に肥満であったとしても，食べ過ぎではなく身体活動が低いことが主要な原因であることが多い．知的障害では，筋緊張が難しかったり，巧緻性を要求される運動が苦手であることから，"運動して健康に"といった社会の規範に，保護者がプレッシャーを抱えている．カウンセリングの例を表4・51に，留意点を表4・52に示す．

リハビリテーションと栄養教育：リハビリテーションは社会復帰に向けた能力回復が目的．リハビリテーションの専門家が"機能訓練の視点からみた食生活の障害"と，管理栄養士からみた"日常生活を送っている者の食生活の障害"は一致しないことも多い．"できない"ことに目を向けすぎてしまっていないか，学習者や関係者とともに考える．

障がい児への栄養教育："特別支援学校における食に関する指導の展開"（食に関する指導の手引，文部科学省）では，視覚障がい児，聴覚障がい児，肢体不自由児または病弱児ごとに指導上の配慮の例を記している．知的障がい児では，食に関する指導と学習内容の面で関連する教科ごとに，指導の観点と段階ごとの指導内容が具体的に示されている．

ICT：p.92欄外参照

障がい者への教育支援サイト：文部科学省の特別支援教育に関するサイトでは，教材，教育システム，環境整備など，さまざまな検討・議論をまとめた報告が随時公表されている．障がい児を対象としたものであるが，成人でも，教育教材を考えるときの参考になる．

表4・51 小学5年生のダウン症の女児とその母親への個別栄養カウンセリング 例

計画	アセスメント	養護教諭と連携し，学校で1カ月ごとに行われている身体計測で，発育状況を確認する[†1]． 担任，児童館スタッフ，父親とも連携し，学校の体育の時間や休み時間，放課後，休日の過ごし方の情報を母親と共有する[†2]． 食事以外の間食での栄養補給の仕方を確認する． どのような医療機関に通っているか[†3]．
	課題の抽出，整理	学校からの帰宅後，子どもが体を動かしたがらないことを気にしすぎる． 子どもが食べたがらないことから，なんとか食べさせようと頑張りすぎてしまう． 父親は，休日は子どもと一緒に遊んでくれるが，平日は仕事が忙しく，一緒に夕食を食べることができない．
	目標設定	子どもが元気に，休日，体を動かして遊ぶ．そのための環境づくりを進める．
実施	課題の確認	子どもが体をよく動かしている状況を説明する[†2]． 体を動かしている時間帯，場，活動の種類，誰といるときか，などについて評価する．
	結果目標，行動目標，学習目標の決定	結果目標 　［子ども］元気に休日，体をよく動かす遊びをする． 行動目標 　［子ども］学校に徒歩で通う． 　［父　親］休日，子どもと一緒に体をよく動かす遊びをする． 学習目標 　［母　親］子どもの体の動かし方を客観的に観察評価できる． 　　　　　　子どもが家では座りがちであることを理解する．
	目標期間の確認	半年後の秋ごろ（夏休みを過ごし，運動会に参加できるころ）
	経過評価[†4]	保護者が記載する連絡帳の内容を確認する．
評価	影響評価	学習目標，行動目標の達成度
	結果評価	結果目標の達成度
見直し・改善	課題の確認	子ども，父親，母親の課題は改善されたか．
	改善事項の継続と新たな目標の設定	母親の将来への漠然とした不安に対して，具体的な課題がみえるようになってきたか． 母親の態度の変化によってみえた新しい課題について目標を設定する．

[†1] 知的障害では身体的な発育も遅れることがあり，健常児の成長曲線ではなく，その障害特有の発育状況と比べて評価する．
[†2] 学校や児童館では体をよく動かすことができるような教育や遊びの指導が行われている．保護者，特に母親が，家庭外での体の動かし方について理解できるようにする．
[†3] 複数の医療機関に通っており，日常的に服薬していることも多い．
[†4] 経過評価は，"評価"ではあるが，カウンセリングを行いながらプロセスを評価することから"実施"で示した．

表4・52 障がい児の個別栄養カウンセリングの留意点

信頼関係の構築	中学校や高校進学の教育環境の確保の苦労，卒業後の将来見通しの立ちにくさなど，保護者の養育に関する悩みはつきない．特に，保護者自身もいずれ年老いていくことから，子どもの将来に対する不安はきわめて大きい．母親の話をしっかり傾聴し，母親をねぎらい，共感を示す． 開かれた質問によって，母親の気持ちを知るだけでなく，沈黙の時間も大切にする．
関係者との連携	特別支援学級の担任教師，養護教諭との密な連携が重要である．また，学童保育で利用している児童館や，地域の子育て支援のボランティアとの連携も図るようにする．

表4・53　脊髄損傷者グループの成人への栄養教育の実施例

計画	アセスメント[†1]	身体計測や臨床検査結果などは，学習者に検診などの結果を確認してきてもらう． 排便はほとんどの脊髄損傷者に共通する悩みである． 質問紙調査では，食行動と障害との関係を整理できるようにする．
	課題抽出[†2]	運動ができないが，どのくらい食べたら良いのか目安がないのでわからない． 野菜（特に副菜）を食べるようにしているが，手の麻痺があって，料理のレパートリーが少ない． ヘルパーさんがつくってくれる料理の味が濃い． 排便のコントロールが難しいときは，何をやるのも嫌になってしまう．
	優先課題決定	活動量に見合った食事が摂れていることの自信を高めるため，日頃から体重を測定し管理する． 介護者の協力も得て，野菜を使った薄味の副菜の摂取量を増やす．
	目的設定[†3]	家族や介護者も一緒に参加して，共に健康的な食行動の実践を目指す．
	栄養教育計画作成	学習目標[†4] ・自分に必要なエネルギー量や食事量を理解している人を増やす． ・介護者にわかりやすいニーズの伝え方を習得している人を増やす． 行動目標（結果目標） ・定期的な体重測定をする人を増やす． ・1日5〜6皿分の野菜を使った副菜料理を摂取する人を増やす． 環境目標 ・定期的に体重を測定できる環境にある人を増やす． ・家族や介護者が薄味の野菜料理へアクセスできるための支援を行っている人を増やす．
	教室プログラム作成	スタッフ：管理栄養士 内　容：6回（1時間/1回/月）の栄養教室 　1・2回は知識の習得，3・4回では食物選択スキルの習得，5・6回で日常の行動につなげるための演習 留意点：学習者同士のコミュニケーションから，グループダイナミクスがうまれるように心がける．
実施	教室実施	月2回の定例会のうち，1回を栄養教室にあてる． 家族や介護者の参加も促す．
	経過評価	計画・打合わせどおりか，家族や介護者の反応
評価	影響評価	学習目標，環境目標の達成度
	結果評価	行動目標（結果目標）の達成度
見直し・改善	課題の確認	所属する当事者グループの会報で成果を報告する． 定例会で実施している学習会の企画を改善する．
	改善事項の継続と新たな目標の設定	3カ月後，1年後の定例会で，行動変容が維持されているか，評価する．さらに，かかりつけ医との連携のとれた健康状態（身体計測や臨床検査などで評価）の改善を目標とした栄養教育の企画につなげる．

[†1] 身体活動に制限を受け筋量が少ないため，健常者のBMIやウエスト囲などの基準ではリスクを低く見積もってしまう．医療機関との連携が必要である．メタボリックシンドロームのリスクが高いと医師から伝えられていても，服薬しているので検査結果では問題を見つけにくいケースが多い．
[†2] 介護者がいたり，生活協同組合やインターネットの活用で，一般に想像されるような食行動の不自由さは少ないことが多い．
[†3] 栄養教室を実施する目的である．
[†4] 在宅での生活に健康が重要であることは実感しており，食態度は良好なものが多い．実際の課題解決に必要な情報の収集とスキルがわかれば，実践することは難しくないケースである．

4・7・8 障がい者の栄養教育の事例(集団教室)

> 【事例】脊髄損傷の当事者グループに所属している成人男女 25 名
>
> 　損傷部位は腰髄 5 名,胸髄 13 名,頸髄 7 名.全員在宅で生活しており,20 名が就労,5 名も熱心に社会活動に参加している.ほとんどがかかりつけ医からメタボリックシンドロームのリスクを指摘されている.グループの定期的活動として,第 2 と第 4 土曜日の午後の定例会や学習会がある.学習者と相談し,月 1 回,計 6 回の栄養教室を実施することになった.

　日常生活に何らかの介護が必要な場合,家族や介護者が健康であることも,学習者にとって重要である.栄養教育では,学習者だけでなく,そのような周囲の人も巻き込むことができる企画となるようにする.そのため,教育の場や時間帯,栄養教室のテーマの設定が重要になる.周囲の人も,事前のアセスメントに参加してもらえると,学習者の目標を共有できるようになる.実施例を表 4・53 に示す.

付録

A. 関連法規
  1. 栄養士法（抄）……………………………120
  2. 健康増進法（抄）…………………………121
  3. 食育基本法（抄）…………………………123
  4. 地域保健法（抄）…………………………126
  5. 母子保健法（抄）…………………………127
  6. 学校保健安全法（抄）……………………128
  7. 学校給食法（抄）…………………………129
  8. 学校教育法（抄）…………………………130
  9. 労働安全衛生法（抄）……………………130
  10. 特定健康診査及び特定保健指導の
      実施に関する基準（抄）……132
  11. 介護保険法（抄）…………………………133
  12. 障害者の日常生活及び社会生活を
      総合的に支援するための法律（抄）……134

B. 国の推進計画
  1. 健康日本21（第二次）……………………135
  2. 第2次食育推進基本計画…………………139
  3. 健やか親子21（第2次）…………………139
  4. 特定健康診査・特定保健指導……………140

C. ガイド・指針
  1. 食生活指針…………………………………141
  2. 食事バランスガイド………………………141
  3. 妊産婦のための食生活指針………………142
  4. 授乳・離乳の支援ガイド…………………142
  5. 身体活動基準2013と
     アクティブガイド（身体活動指針）……143
  6. 健康づくりのための休養指針……………144
  7. 健康づくりのための睡眠指針2014：
     睡眠12箇条……144

付録A. 関連法規

1. 栄養士法（抄）
（昭和22年12月29日　法律第245号）
（改正　平成19年6月27日　法律第96号）

（定義）
第1条　この法律で栄養士とは，都道府県知事の免許を受けて，栄養士の名称を用いて栄養の指導に従事することを業とする者をいう．
② この法律で管理栄養士とは，厚生労働大臣の免許を受けて，管理栄養士の名称を用いて，傷病者に対する療養のため必要な栄養の指導，個人の身体の状況，栄養状態等に応じた高度の専門的知識及び技術を要する健康の保持増進のための栄養の指導並びに特定多数人に対して継続的に食事を供給する施設における利用者の身体の状況，栄養状態，利用の状況等に応じた特別の配慮を必要とする給食管理及びこれらの施設に対する栄養改善上必要な指導等を行うことを業とする者をいう．

（栄養士の免許）
第2条　栄養士の免許は，厚生労働大臣の指定した栄養士の養成施設（以下「養成施設」という．）において2年以上栄養士として必要な知識及び技能を修得した者に対して，都道府県知事が与える．
② 養成施設に入所することができる者は，学校教育法（昭和22年法律第26号）第90条に規定する者とする．
③ 管理栄養士の免許は，管理栄養士国家試験に合格した者に対して，厚生労働大臣が与える．

（免許を与えない場合）
第3条　次の各号のいずれかに該当する者には，栄養士又は管理栄養士の免許を与えないことがある．
一　罰金以上の刑に処せられた者
二　前号に該当する者を除くほか，第1条に規定する業務に関し犯罪又は不正の行為があつた者

（名簿）
第3条の2　都道府県に栄養士名簿を備え，栄養士の免許に関する事項を登録する．
② 厚生労働省に管理栄養士名簿を備え，管理栄養士の免許に関する事項を登録する．

（免許証）
第4条　栄養士の免許は，都道府県知事が栄養士名簿に登録することによつて行う．
② 都道府県知事は，栄養士の免許を与えたときは，栄養士免許証を交付する．
③ 管理栄養士の免許は，厚生労働大臣が管理栄養士名簿に登録することによつて行う．
④ 厚生労働大臣は，管理栄養士の免許を与えたときは，管理栄養士免許証を交付する．

（免許の取消等）
第5条　栄養士が第3条各号のいずれかに該当するに至つたときは，都道府県知事は，当該栄養士に対する免許を取り消し，又は1年以内の期間を定めて栄養士の名称の使用の停止を命ずることができる．
② 管理栄養士が第3条各号のいずれかに該当するに至つたときは，厚生労働大臣は，当該管理栄養士に対する免許を取り消し，又は1年以内の期間を定めて管理栄養士の名称の使用の停止を命ずることができる．
③ 都道府県知事は，第1項の規定により栄養士の免許を取り消し，又は栄養士の名称の使用の停止を命じたときは，速やかに，その旨を厚生労働大臣に通知しなければならない．
④ 厚生労働大臣は，第2項の規定により管理栄養士の免許を取り消し，又は管理栄養士の名称の使用の停止を命じたときは，速やかに，その旨を当該処分を受けた者が受けている栄養士の免許を与えた都道府県知事に通知しなければならない．

（管理栄養士国家試験）
第5条の2　厚生労働大臣は，毎年少なくとも1回，管理栄養士として必要な知識及び技能について，管理栄養士国家試験を行う．

（受験資格）
第5条の3　管理栄養士国家試験は，栄養士であつて次の各号のいずれかに該当するものでなければ，受けることができない．
一　修業年限が2年である養成施設を卒業して栄養士の免許を受けた後厚生労働省令で定める施設において3年以上栄養の指導に従事した者
二　修業年限が3年である養成施設を卒業して栄養士の免許を受けた後厚生労働省令で定める施設において2年以上栄養の指導に従事した者
三　修業年限が4年である養成施設を卒業して栄養士の免許を受けた後厚生労働省令で定める施設において1年以上栄養の指導に従事した者
四　修業年限が4年である養成施設であつて，学校（学校教育法第1条の学校並びに同条の学校の設置者が設置している同法第124条の専修学校及び同法第134条の各種学校をいう．以下この号において同じ．）であるものにあつては文部科学大臣及び厚生労働大臣が，学校以外のものにあつては厚生労働大臣が，政令で定める基準により指定したもの（以下「管理栄養士養成施設」という．）を卒業した者

（主治医の指導）
第5条の4　省略
第5条の5　管理栄養士は，傷病者に対する療養のため

必要な栄養の指導を行うに当たつては，主治の医師の指導を受けなければならない．
　（名称の使用制限）
　第6条　栄養士でなければ，栄養士又はこれに類似する名称を用いて第1条第1項に規定する業務を行つてはならない．
② 管理栄養士でなければ，管理栄養士又はこれに類似する名称を用いて第1条第2項に規定する業務を行つてはならない．
　第6条の2〜 省略

2. 健康増進法（抄）
（改正　平成14年8月2日　法律第103号）
（　　　平成26年6月13日　法律第69号）

第1章　総則
（目　的）
　第1条　この法律は，我が国における急速な高齢化の進展及び疾病構造の変化に伴い，国民の健康の増進の重要性が著しく増大していることにかんがみ，国民の健康の増進の総合的な推進に関し基本的な事項を定めるとともに，国民の栄養の改善その他の国民の健康の増進を図るための措置を講じ，もって国民保健の向上を図ることを目的とする．
　（国民の責務）
　第2条　国民は，健康な生活習慣の重要性に対する関心と理解を深め，生涯にわたって，自らの健康状態を自覚するとともに，健康の増進に努めなければならない．
　（国及び地方公共団体の責務）
　第3条　国及び地方公共団体は，教育活動及び広報活動を通じた健康の増進に関する正しい知識の普及，健康の増進に関する情報の収集，整理，分析及び提供並びに研究の推進並びに健康の増進に係る人材の養成及び資質の向上を図るとともに，健康増進事業実施者その他の関係者に対し，必要な技術的援助を与えることに努めなければならない．
　第4条〜第6条　省略

第2章　基本方針等
（基本方針）
　第7条　厚生労働大臣は，国民の健康の増進の総合的な推進を図るための基本的な方針（以下「基本方針」という．）を定めるものとする．
2　基本方針は，次に掲げる事項について定めるものとする．
　一　国民の健康の増進の推進に関する基本的な方向
　二　国民の健康の増進の目標に関する事項
　三　次条第1項の都道府県健康増進計画及び同条第2項の市町村健康増進計画の策定に関する基本的な事項
　四　第10条第1項の国民健康・栄養調査その他の健康の増進に関する調査及び研究に関する基本的な事項
　五　健康増進事業実施者間における連携及び協力に関する基本的な事項
　六　食生活，運動，休養，飲酒，喫煙，歯の健康の保持その他の生活習慣に関する正しい知識の普及に関する事項
　七　その他国民の健康の増進の推進に関する重要事項
3　厚生労働大臣は，基本方針を定め，又はこれを変更しようとするときは，あらかじめ，関係行政機関の長に協議するものとする．
4　厚生労働大臣は，基本方針を定め，又はこれを変更したときは，遅滞なく，これを公表するものとする．
　第8条　省略
（健康診査の実施等に関する指針）
　第9条　厚生労働大臣は，生涯にわたる国民の健康の増進に向けた自主的な努力を促進するため，健康診査の実施及びその結果の通知，健康手帳（自らの健康管理のために必要な事項を記載する手帳をいう．）の交付その他の措置に関し，健康増進事業実施者に対する健康診査の実施等に関する指針（以下「健康診査等指針」という．）を定めるものとする．
　2，3項　省略

第3章　国民健康・栄養調査等
（国民健康・栄養調査の実施）
　第10条　厚生労働大臣は，国民の健康の増進の総合的な推進を図るための基礎資料として，国民の身体の状況，栄養摂取量及び生活習慣の状況を明らかにするため，国民健康・栄養調査を行うものとする．
2　厚生労働大臣は，国立研究開発法人医薬基盤・健康・栄養研究所（以下「研究所」という．）に，国民健康・栄養調査の実施に関する事務のうち集計その他の政令で定める事務の全部又は一部を行わせることができる．
3　都道府県知事（保健所を設置する市又は特別区にあっては，市長又は区長．以下同じ．）は，その管轄区域内の国民健康・栄養調査の執行に関する事務を行う．
（調査世帯）
　第11条　国民健康・栄養調査の対象の選定は，厚生労働省令で定めるところにより，毎年，厚生労働大臣が調査地区を定め，その地区内において都道府県知事が調査世帯を指定することによって行う．
2　前項の規定により指定された調査世帯に属する者は，国民健康・栄養調査の実施に協力しなければならない．
（国民健康・栄養調査員）
　第12条　都道府県知事は，その行う国民健康・栄養調査の実施のために必要があるときは，国民健康・栄養調査員を置くことができる．

2　前項に定めるもののほか，国民健康・栄養調査員に関し必要な事項は，厚生労働省令でこれを定める．
第13条～第15条 省略
（生活習慣病の発生の状況の把握）
第16条 国及び地方公共団体は，国民の健康の増進の総合的な推進を図るための基礎資料として，国民の生活習慣とがん，循環器病その他の政令で定める生活習慣病（以下単に「生活習慣病」という．）との相関関係を明らかにするため，生活習慣病の発生の状況の把握に努めなければならない．
（食事摂取基準）
第16条の2 厚生労働大臣は，生涯にわたる国民の栄養摂取の改善に向けた自主的な努力を促進するため，国民健康・栄養調査その他の健康の保持増進に関する調査及び研究の成果を分析し，その分析の結果を踏まえ，食事による栄養摂取量の基準（以下この条において「食事摂取基準」という．）を定めるものとする．
2　食事摂取基準においては，次に掲げる事項を定めるものとする．
　一　国民がその健康の保持増進を図る上で摂取することが望ましい熱量に関する事項
　二　国民がその健康の保持増進を図る上で摂取することが望ましい次に掲げる栄養素の量に関する事項
　　イ　国民の栄養摂取の状況からみてその欠乏が国民の健康の保持増進を妨げているものとして厚生労働省令で定める栄養素
　　ロ　国民の栄養摂取の状況からみてその過剰な摂取が国民の健康の保持増進を妨げているものとして厚生労働省令で定める栄養素
3　厚生労働大臣は，食事摂取基準を定め，又は変更したときは，遅滞なく，これを公表するものとする．

第4章　保健指導等
（市町村による生活習慣相談等の実施）
第17条 市町村は，住民の健康の増進を図るため，医師，歯科医師，薬剤師，保健師，助産師，看護師，准看護師，管理栄養士，栄養士，歯科衛生士その他の職員に，栄養の改善その他の生活習慣の改善に関する事項につき住民からの相談に応じさせ，及び必要な栄養指導その他の保健指導を行わせ，並びにこれらに付随する業務を行わせるものとする．
2　省略
（都道府県による専門的な栄養指導その他の保健指導の実施）
第18条 都道府県，保健所を設置する市及び特別区は，次に掲げる業務を行うものとする．
　一　住民の健康の増進を図るために必要な栄養指導その他の保健指導のうち，特に専門的な知識及び技術を必要とするものを行うこと．
　二　特定かつ多数の者に対して継続的に食事を供給する施設に対し，栄養管理の実施について必要な指導及び助言を行うこと．
　三　前二号の業務に付随する業務を行うこと．
2　都道府県は，前条第1項の規定により市町村が行う業務の実施に関し，市町村相互間の連絡調整を行い，及び市町村の求めに応じ，その設置する保健所による技術的事項についての協力その他当該市町村に対する必要な援助を行うものとする．
（栄養指導員）
第19条 都道府県知事は，前条第1項に規定する業務（同項第一号及び第三号に掲げる業務については，栄養指導に係るものに限る．）を行う者として，医師又は管理栄養士の資格を有する都道府県，保健所を設置する市又は特別区の職員のうちから，栄養指導員を命ずるものとする．
第19条の2～4 省略

第5章　特定給食施設等
第1節　特定給食施設における栄養管理
（特定給食施設の届出）
第20条 特定給食施設（特定かつ多数の者に対して継続的に食事を供給する施設のうち栄養管理が必要なものとして厚生労働省令で定めるものをいう．以下同じ．）を設置した者は，その事業の開始の日から1月以内に，その施設の所在地の都道府県知事に，厚生労働省令で定める事項を届け出なければならない．
2　省略
（特定給食施設における栄養管理）
第21条 特定給食施設であって特別の栄養管理が必要なものとして厚生労働省令で定めるところにより都道府県知事が指定するものの設置者は，当該特定給食施設に管理栄養士を置かなければならない．
2　前項に規定する特定給食施設以外の特定給食施設の設置者は，厚生労働省令で定めるところにより，当該特定給食施設に栄養士又は管理栄養士を置くように努めなければならない．
3　特定給食施設の設置者は，前2項に定めるもののほか，厚生労働省令で定める基準に従って，適切な栄養管理を行わなければならない．
（指導及び助言）
第22条 都道府県知事は，特定給食施設の設置者に対し，前条第1項又は第3項の規定による栄養管理の実施を確保するため必要があると認めるときは，当該栄養管理の実施に関し必要な指導及び助言をすることができる．
第23条～第25条 省略

第6章　特別用途表示等
（特別用途表示の許可）
第26条 販売に供する食品につき，乳児用，幼児用，妊産婦用，病者用その他内閣府令で定める特別の用途に適

する旨の表示（以下「特別用途表示」という．）をしようとする者は，内閣総理大臣の許可を受けなければならない．
2　前項の許可を受けようとする者は，製品見本を添え，商品名，原材料の配合割合及び当該製品の製造方法，成分分析表，許可を受けようとする特別用途表示の内容その他内閣府令で定める事項を記載した申請書を，その営業所の所在地の都道府県知事を経由して内閣総理大臣に提出しなければならない．
3　内閣総理大臣は，研究所又は内閣総理大臣の登録を受けた法人（以下「登録試験機関」という．）に，第1項の許可を行うについて必要な試験（以下「許可試験」という．）を行わせるものとする．
第26条4～　省略

3. 食育基本法（抄）
（平成17年6月17日　法律第63号）
（改正　平成27年9月11日　法律第66号）

　21世紀における我が国の発展のためには，子どもたちが健全な心と身体を培い，未来や国際社会に向かって羽ばたくことができるようにするとともに，すべての国民が心身の健康を確保し，生涯にわたって生き生きと暮らすことができるようにすることが大切である．

　子どもたちが豊かな人間性をはぐくみ，生きる力を身に付けていくためには，何よりも「食」が重要である．今，改めて，食育を，生きる上での基本であって，知育，徳育及び体育の基礎となるべきものと位置付けるとともに，様々な経験を通じて「食」に関する知識と「食」を選択する力を習得し，健全な食生活を実践することができる人間を育てる食育を推進することが求められている．もとより，食育はあらゆる世代の国民に必要なものであるが，子どもたちに対する食育は，心身の成長及び人格の形成に大きな影響を及ぼし，生涯にわたって健全な心と身体を培い豊かな人間性をはぐくんでいく基礎となるものである．

　一方，社会経済情勢がめまぐるしく変化し，日々忙しい生活を送る中で，人々は，毎日の「食」の大切さを忘れがちである．国民の食生活においては，栄養の偏り，不規則な食事，肥満や生活習慣病の増加，過度の痩身志向などの問題に加え，新たな「食」の安全上の問題や，「食」の海外への依存の問題が生じており，「食」に関する情報が社会に氾濫する中で，人々は，食生活の改善の面からも，「食」の安全の確保の面からも，自ら「食」のあり方を学ぶことが求められている．また，豊かな緑と水に恵まれた自然の下で先人からはぐくまれてきた，地域の多様性と豊かな味覚や文化の香りあふれる日本の「食」が失われる危機にある．

　こうした「食」をめぐる環境の変化の中で，国民の「食」に関する考え方を育て，健全な食生活を実現することが求められるとともに，都市と農山漁村の共生・対流を進め，「食」に関する消費者と生産者との信頼関係を構築して，地域社会の活性化，豊かな食文化の継承及び発展，環境と調和のとれた食料の生産及び消費の推進並びに食料自給率の向上に寄与することが期待されている．

　国民一人一人が「食」について改めて意識を高め，自然の恩恵や「食」に関わる人々の様々な活動への感謝の念や理解を深めつつ，「食」に関して信頼できる情報に基づく適切な判断を行う能力を身に付けることによって，心身の健康を増進する健全な食生活を実践するために，今こそ，家庭，学校，保育所，地域等を中心に，国民運動として，食育の推進に取り組んでいくことが，我々に課せられている課題である．さらに，食育の推進に関する我が国の取組が，海外との交流等を通じて食育に関して国際的に貢献することにつながることも期待される．

　ここに，食育について，基本理念を明らかにしてその方向性を示し，国，地方公共団体及び国民の食育の推進に関する取組を総合的かつ計画的に推進するため，この法律を制定する．

第1章　総則

（目的）

第1条　この法律は，近年における国民の食生活をめぐる環境の変化に伴い，国民が生涯にわたって健全な心身を培い，豊かな人間性をはぐくむための食育を推進することが緊要な課題となっていることにかんがみ，食育に関し，基本理念を定め，及び国，地方公共団体等の責務を明らかにするとともに，食育に関する施策の基本となる事項を定めることにより，食育に関する施策を総合的かつ計画的に推進し，もって現在及び将来にわたる健康で文化的な国民の生活と豊かで活力ある社会の実現に寄与することを目的とする．

（国民の心身の健康の増進と豊かな人間形成）

第2条　食育は，食に関する適切な判断力を養い，生涯にわたって健全な食生活を実現することにより，国民の心身の健康の増進と豊かな人間形成に資することを旨として，行われなければならない．

（食に関する感謝の念と理解）

第3条　食育の推進に当たっては，国民の食生活が，自然の恩恵の上に成り立っており，また，食に関わる人々の様々な活動に支えられていることについて，感謝の念や理解が深まるよう配慮されなければならない．

（食育推進運動の展開）

第4条　食育を推進するための活動は，国民，民間団体等の自発的意思を尊重し，地域の特性に配慮し，地域住民その他の社会を構成する多様な主体の参加と協力を得るものとするとともに，その連携を図りつつ，あまねく全国において展開されなければならない．

（子どもの食育における保護者，教育関係者等の役割）

第5条 食育は，父母その他の保護者にあっては，家庭が食育において重要な役割を有していることを認識するとともに，子どもの教育，保育等を行う者にあっては，教育，保育等における食育の重要性を十分自覚し，積極的に子どもの食育の推進に関する活動に取り組むこととなるよう，行われなければならない．

（食に関する体験活動と食育推進活動の実践）

第6条 食育は，広く国民が家庭，学校，保育所，地域その他のあらゆる機会とあらゆる場所を利用して，食料の生産から消費等に至るまでの食に関する様々な体験活動を行うとともに，自ら食育の推進のための活動を実践することにより，食に関する理解を深めることを旨として，行われなければならない．

（伝統的な食文化，環境と調和した生産等への配意及び農山漁村の活性化と食料自給率の向上への貢献）

第7条 食育は，我が国の伝統のある優れた食文化，地域の特性を生かした食生活，環境と調和のとれた食料の生産とその消費等に配意し，我が国の食料の需要及び供給の状況についての国民の理解を深めるとともに，食料の生産者と消費者との交流等を図ることにより，農山漁村の活性化と我が国の食料自給率の向上に資するよう，推進されなければならない．

（食品の安全性の確保等における食育の役割）

第8条 食育は，食品の安全性が確保され安心して消費できることが健全な食生活の基礎であることにかんがみ，食品の安全性をはじめとする食に関する幅広い情報の提供及びこれについての意見交換が，食に関する知識と理解を深め，国民の適切な食生活の実践に資することを旨として，国際的な連携を図りつつ積極的に行われなければならない．

（国の責務）

第9条 国は，第2条から前条までに定める食育に関する基本理念（以下「基本理念」という．）にのっとり，食育の推進に関する施策を総合的かつ計画的に策定し，及び実施する責務を有する．

（地方公共団体の責務）

第10条 地方公共団体は，基本理念にのっとり，食育の推進に関し，国との連携を図りつつ，その地方公共団体の区域の特性を生かした自主的な施策を策定し，及び実施する責務を有する．

（教育関係者等及び農林漁業者等の責務）

第11条 教育並びに保育，介護その他の社会福祉，医療及び保健（以下「教育等」という．）に関する職務に従事する者並びに教育等に関する関係機関及び関係団体（以下「教育関係者等」という．）は，食に関する関心及び理解の増進に果たすべき重要な役割にかんがみ，基本理念にのっとり，あらゆる機会とあらゆる場所を利用して，積極的に食育を推進するよう努めるとともに，他の者の行う食育の推進に関する活動に協力するよう努めるものとする．

2　農林漁業者及び農林漁業に関する団体（以下「農林漁業者等」という．）は，農林漁業に関する体験活動等が食に関する国民の関心及び理解を増進する上で重要な意義を有することにかんがみ，基本理念にのっとり，農林漁業に関する多様な体験の機会を積極的に提供し，自然の恩恵と食に関わる人々の活動の重要性について，国民の理解が深まるよう努めるとともに，教育関係者等と相互に連携して食育の推進に関する活動を行うよう努めるものとする．

（食品関連事業者等の責務）

第12条 食品の製造，加工，流通，販売又は食事の提供を行う事業者及びその組織する団体（以下「食品関連事業者等」という．）は，基本理念にのっとり，その事業活動に関し，自主的かつ積極的に食育の推進に自ら努めるとともに，国又は地方公共団体が実施する食育の推進に関する施策その他の食育の推進に関する活動に協力するよう努めるものとする．

（国民の責務）

第13条 国民は，家庭，学校，保育所，地域その他の社会のあらゆる分野において，基本理念にのっとり，生涯にわたり健全な食生活の実現に自ら努めるとともに，食育の推進に寄与するよう努めるものとする．

（法制上の措置等）

第14条 政府は，食育の推進に関する施策を実施するため必要な法制上又は財政上の措置その他の措置を講じなければならない．

（年次報告）

第15条 政府は，毎年，国会に，政府が食育の推進に関して講じた施策に関する報告書を提出しなければならない．

第2章　食育推進基本計画等

（食育推進基本計画）

第16条 食育推進会議は，食育の推進に関する施策の総合的かつ計画的な推進を図るため，食育推進基本計画を作成するものとする．

2　食育推進基本計画は，次に掲げる事項について定めるものとする．

一　食育の推進に関する施策についての基本的な方針
二　食育の推進の目標に関する事項
三　国民等の行う自発的な食育推進活動等の総合的な促進に関する事項
四　前三号に掲げるもののほか，食育の推進に関する施策を総合的かつ計画的に推進するために必要な事項

3　食育推進会議は，第1項の規定により食育推進基本計画を作成したときは，速やかにこれを農林水産大臣に報告し，及び関係行政機関の長に通知するとともに，その要旨を公表しなければならない．

4　前項の規定は，食育推進基本計画の変更について準用する．

（都道府県食育推進計画）

第17条 都道府県は，食育推進基本計画を基本として，当該都道府県の区域内における食育の推進に関する施策についての計画（以下「都道府県食育推進計画」という.）を作成するよう努めなければならない.

2 都道府県（都道府県食育推進会議が置かれている都道府県にあっては，都道府県食育推進会議）は，都道府県食育推進計画を作成し，又は変更したときは，速やかに，その要旨を公表しなければならない.

（市町村食育推進計画）

第18条 市町村は，食育推進基本計画（都道府県食育推進計画が作成されているときは，食育推進基本計画及び都道府県食育推進計画）を基本として，当該市町村の区域内における食育の推進に関する施策についての計画（以下「市町村食育推進計画」という.）を作成するよう努めなければならない.

2 市町村（市町村食育推進会議が置かれている市町村にあっては，市町村食育推進会議）は，市町村食育推進計画を作成し，又は変更したときは，速やかに，その要旨を公表しなければならない.

第3章 基本的施策

（家庭における食育の推進）

第19条 国及び地方公共団体は，父母その他の保護者及び子どもの食に対する関心及び理解を深め，健全な食習慣の確立に資するよう，親子で参加する料理教室その他の食事についての望ましい習慣を学びながら食を楽しむ機会の提供，健康美に関する知識の啓発その他の適切な栄養管理に関する知識の普及及び情報の提供，妊産婦に対する栄養指導又は乳幼児をはじめとする子どもを対象とする発達段階に応じた栄養指導その他の家庭における食育の推進を支援するために必要な施策を講ずるものとする.

（学校，保育所等における食育の推進）

第20条 国及び地方公共団体は，学校，保育所等において魅力ある食育の推進に関する活動を効果的に促進することにより子どもの健全な食生活の実現及び健全な心身の成長が図られるよう，学校，保育所等における食育の推進のための指針の作成に関する支援，食育の指導にふさわしい教職員の設置及び指導的立場にある者の食育の推進において果たすべき役割についての意識の啓発その他の食育に関する指導体制の整備，学校，保育所等又は地域の特色を生かした学校給食等の実施，教育の一環として行われる農場等における実習，食品の調理，食品廃棄物の再生利用等様々な体験活動を通じた子どもの食に関する理解の促進，過度の痩身又は肥満の心身の健康に及ぼす影響等についての知識の啓発その他必要な施策を講ずるものとする.

（地域における食生活の改善のための取組の推進）

第21条 国及び地方公共団体は，地域において，栄養，食習慣，食料の消費等に関する食生活の改善を推進し，生活習慣病を予防して健康を増進するため，健全な食生活に関する指針の策定及び普及啓発，地域における食育の推進に関する専門的知識を有する者の養成及び資質の向上並びにその活用，保健所，市町村保健センター，医療機関等における食育に関する普及及び啓発活動の推進，医学教育等における食育に関する指導の充実，食品関連事業者等が行う食育の推進のための活動への支援等必要な施策を講ずるものとする.

（食育推進運動の展開）

第22条 国及び地方公共団体は，国民，教育関係者等，農林漁業者等，食品関連事業者等その他の事業者若しくはその組織する団体又は消費生活の安定及び向上等のための活動を行う民間の団体が自発的に行う食育の推進に関する活動が，地域の特性を生かしつつ，相互に緊密な連携協力を図りながらあまねく全国において展開されるようにするとともに，関係者相互間の情報及び意見の交換が促進されるよう，食育の推進に関する普及啓発を図るための行事の実施，重点的かつ効果的に食育の推進に関する活動を推進するための期間の指定その他必要な施策を講ずるものとする.

2 国及び地方公共団体は，食育の推進に当たっては，食生活の改善のための活動その他の食育の推進に関する活動に携わるボランティアが果たしている役割の重要性にかんがみ，これらのボランティアとの連携協力を図りながら，その活動の充実が図られるよう必要な施策を講ずるものとする.

（生産者と消費者との交流の促進，
　　　　環境と調和のとれた農林漁業の活性化等）

第23条 国及び地方公共団体は，生産者と消費者との間の交流の促進等により，生産者と消費者との信頼関係を構築し，食品の安全性の確保，食料資源の有効な利用の促進及び国民の食に対する理解と関心の増進を図るとともに，環境と調和のとれた農林漁業の活性化に資するため，農林水産物の生産，食品の製造，流通等における体験活動の促進，農林水産物の生産された地域内の学校給食等における利用その他のその地域内における消費の促進，創意工夫を生かした食品廃棄物の発生の抑制及び再生利用等必要な施策を講ずるものとする.

（食文化の継承のための活動への支援等）

第24条 国及び地方公共団体は，伝統的な行事や作法と結びついた食文化，地域の特色ある食文化等我が国の伝統のある優れた食文化の継承を推進するため，これらに関する啓発及び知識の普及その他の必要な施策を講ずるものとする.

（食品の安全性，栄養その他の食生活に関する調査，
　　　　研究，情報の提供及び国際交流の推進）

第25条 国及び地方公共団体は，すべての世代の国民の適切な食生活の選択に資するよう，国民の食生活に関し，食品の安全性，栄養，食習慣，食料の生産，流通及び

消費並びに食品廃棄物の発生及びその再生利用の状況等について調査及び研究を行うとともに，必要な各種の情報の収集，整理及び提供，データベースの整備その他食に関する正確な情報を迅速に提供するために必要な施策を講ずるものとする．
2　国及び地方公共団体は，食育の推進に資するため，海外における食品の安全性，栄養，食習慣等の食生活に関する情報の収集，食育に関する研究者等の国際的交流，食育の推進に関する活動についての情報交換その他国際交流の推進のために必要な施策を講ずるものとする．

第4章　食育推進会議等

（食育推進会議の設置及び所掌事務）
第26条　農林水産省に，食育推進会議を置く．
2　食育推進会議は，次に掲げる事務をつかさどる．
　一　食育推進基本計画を作成し，及びその実施を推進すること．
　二　前号に掲げるもののほか，食育の推進に関する重要事項について審議し，及び食育の推進に関する施策の実施を推進すること．
（組織）
第27条　食育推進会議は，会長及び委員25人以内をもって組織する．
（会長）
第28条　会長は，農林水産大臣をもって充てる．
2　会長は，会務を総理する．
3　会長に事故があるときは，あらかじめその指名する委員がその職務を代理する．
（委員）
第29条　委員は，次に掲げる者をもって充てる．
　一　農林水産大臣以外の国務大臣のうちから，農林水産大臣の申出により，内閣総理大臣が指定する者
　二　食育に関して十分な知識と経験を有する者のうちから，農林水産大臣が任命する者
2　前項第二号の委員は，非常勤とする．
（委員の任期）
第30条　前条第1項第二号の委員の任期は，2年とする．ただし，補欠の委員の任期は，前任者の残任期間とする．
2　前条第1項第二号の委員は，再任されることができる．
（政令への委任）
第31条　この章に定めるもののほか，食育推進会議の組織及び運営に関し必要な事項は，政令で定める．
（都道府県食育推進会議）
第32条　都道府県は，その都道府県の区域における食育の推進に関して，都道府県食育推進計画の作成及びその実施の推進のため，条例で定めるところにより，都道府県食育推進会議を置くことができる．
2　都道府県食育推進会議の組織及び運営に関し必要な事項は，都道府県の条例で定める．
（市町村食育推進会議）
第33条　市町村は，その市町村の区域における食育の推進に関して，市町村食育推進計画の作成及びその実施の推進のため，条例で定めるところにより，市町村食育推進会議を置くことができる．
2　市町村食育推進会議の組織及び運営に関し必要な事項は，市町村の条例で定める．

4. 地域保健法（抄）
（昭和22年9月5日　法律第101号）
（改正　平成26年6月25日　法律第83号）

第1章　総則

（目的）
第1条　この法律は，地域保健対策の推進に関する基本指針，保健所の設置その他地域保健対策の推進に関し基本となる事項を定めることにより，母子保健法（昭和40年法律第141号）その他の地域保健対策に関する法律による対策が地域において総合的に推進されることを確保し，もって地域住民の健康の保持及び増進に寄与することを目的とする．
第2条〜第3条　省略

第2章　地域保健対策の推進に関する基本指針

（基本指針）
第4条　厚生労働大臣は，地域保健対策の円滑な実施及び総合的な推進を図るため，地域保健対策の推進に関する基本的な指針（以下「基本指針」という．）を定めなければならない．
②　基本指針は，次に掲げる事項について定めるものとする．
　一　地域保健対策の推進の基本的な方向
　二　保健所及び市町村保健センターの整備及び運営に関する基本的事項
　三　地域保健対策に係る人材の確保及び資質の向上並びに第21条第1項の人材確保支援計画の策定に関する基本的事項
　四　地域保健に関する調査及び研究に関する基本的事項
　五　社会福祉等の関連施策との連携に関する基本的事項
　六　その他地域保健対策の推進に関する重要事項
③　厚生労働大臣は，基本指針を定め，又はこれを変更したときは，遅滞なく，これを公表しなければならない．

第3章　保健所

（設置）
第5条　保健所は，都道府県，地方自治法（昭和22年法律第67号）第252条の19第1項の指定都市，同法第

252条の22第1項の中核市その他の政令で定める市又は特別区が，これを設置する．
② 省略

（事　業）

第6条　保健所は，次に掲げる事項につき，企画，調整，指導及びこれらに必要な事業を行う．
一　地域保健に関する思想の普及及び向上に関する事項
二　人口動態統計その他地域保健に係る統計に関する事項
三　栄養の改善及び食品衛生に関する事項
四　住宅，水道，下水道，廃棄物の処理，清掃その他の環境の衛生に関する事項
五　医事及び薬事に関する事項
六　保健師に関する事項
七　公共医療事業の向上及び増進に関する事項
八　母性及び乳幼児並びに老人の保健に関する事項
九　歯科保健に関する事項
十　精神保健に関する事項
十一　治療方法が確立していない疾病その他の特殊の疾病により長期に療養を必要とする者の保健に関する事項
十二　エイズ，結核，性病，伝染病その他の疾病の予防に関する事項
十三　衛生上の試験及び検査に関する事項
十四　その他地域住民の健康の保持及び増進に関する事項

第7条〜第17条　省略

第4章　市町村保健センター

（市町村保健センター）

第18条　市町村は，市町村保健センターを設置することができる．
②　市町村保健センターは，住民に対し，健康相談，保健指導及び健康診査その他地域保健に関し必要な事業を行うことを目的とする施設とする．

第19条〜　省略

5. 母子保健法（抄）
（昭和40年8月18日　法律第141号）
（改正　平成26年6月4日　法律第51号）

第1章　総則

（目　的）

第1条　この法律は，母性並びに乳児及び幼児の健康の保持及び増進を図るため，母子保健に関する原理を明らかにするとともに，母性並びに乳児及び幼児に対する保健指導，健康診査，医療その他の措置を講じ，もつて国民保健の向上に寄与することを目的とする．

（母性の尊重）

第2条　母性は，すべての児童がすこやかに生まれ，かつ，育てられる基盤であることにかんがみ，尊重され，かつ，保護されなければならない．

（乳幼児の健康の保持増進）

第3条　乳児及び幼児は，心身ともに健全な人として成長してゆくために，その健康が保持され，かつ，増進されなければならない．

（母性及び保護者の努力）

第4条　母性は，みずからすすんで，妊娠，出産又は育児についての正しい理解を深め，その健康の保持及び増進に努めなければならない．
2　乳児又は幼児の保護者は，みずからすすんで，育児についての正しい理解を深め，乳児又は幼児の健康の保持及び増進に努めなければならない．

（国及び地方公共団体の責務）

第5条　国及び地方公共団体は，母性並びに乳児及び幼児の健康の保持及び増進に努めなければならない．
2　国及び地方公共団体は，母性並びに乳児及び幼児の健康の保持及び増進に関する施策を講ずるに当たつては，その施策を通じて，前3条に規定する母子保健の理念が具現されるように配慮しなければならない．

（用語の定義）

第6条　この法律において「妊産婦」とは，妊娠中又は出産後1年以内の女子をいう．
2　この法律において「乳児」とは，1歳に満たない者をいう．
3　この法律において「幼児」とは，満1歳から小学校就学の始期に達するまでの者をいう．
4　この法律において「保護者」とは，親権を行う者，未成年後見人その他の者で，乳児又は幼児を現に監護する者をいう．
5　この法律において「新生児」とは，出生後28日を経過しない乳児をいう．
6　この法律において「未熟児」とは，身体の発育が未熟のまま出生した乳児であつて，正常児が出生時に有する諸機能を得るに至るまでのものをいう．

第7条〜第8条の3　省略

第2章　母子保健の向上に関する措置

（知識の普及）

第9条　都道府県及び市町村は，母性又は乳児若しくは幼児の健康の保持及び増進のため，妊娠，出産又は育児に関し，相談に応じ，個別的又は集団的に，必要な指導及び助言を行い，並びに地域住民の活動を支援すること等により，母子保健に関する知識の普及に努めなければならない．

（保健指導）

第10条　市町村は，妊産婦若しくはその配偶者又は乳

児若しくは幼児の保護者に対して，妊娠，出産又は育児に関し，必要な保健指導を行い，又は医師，歯科医師，助産師若しくは保健師について保健指導を受けることを勧奨しなければならない．
　（新生児の訪問指導）
　第11条　市町村長は，前条の場合において，当該乳児が新生児であつて，育児上必要があると認めるときは，医師，保健師，助産師又はその他の職員をして当該新生児の保護者を訪問させ，必要な指導を行わせるものとする．ただし，当該新生児につき，第19条の規定による指導が行われるときは，この限りでない．
2　前項の規定による新生児に対する訪問指導は，当該新生児が新生児でなくなつた後においても，継続することができる．
　（健康診査）
　第12条　市町村は，次に掲げる者に対し，厚生労働省令の定めるところにより，健康診査を行わなければならない．
　一　満1歳6か月を超え満2歳に達しない幼児
　二　満3歳を超え満4歳に達しない幼児
2　前項の厚生労働省令は，健康増進法（平成14年法律第103号）第9条第1項に規定する健康診査等指針（第16条第4項において単に「健康診査等指針」という．）と調和が保たれたものでなければならない．
　第13条　前条の健康診査のほか，市町村は，必要に応じ，妊産婦又は乳児若しくは幼児に対して，健康診査を行い，又は健康診査を受けることを勧奨しなければならない．
2　省略
　（栄養の摂取に関する援助）
　第14条　市町村は，妊産婦又は乳児若しくは幼児に対して，栄養の摂取につき必要な援助をするように努めるものとする．
　第15条　省略
　（母子健康手帳）
　第16条　市町村は，妊娠の届出をした者に対して，母子健康手帳を交付しなければならない．
2　妊産婦は，医師，歯科医師，助産師又は保健師について，健康診査又は保健指導を受けたときは，その都度，母子健康手帳に必要な事項の記載を受けなければならない．乳児又は幼児の健康診査又は保健指導を受けた当該乳児又は幼児の保護者についても，同様とする．
3　母子健康手帳の様式は，厚生労働省令で定める．
4　前項の厚生労働省令は，健康診査等指針と調和が保たれたものでなければならない．
　（妊産婦の訪問指導等）
　第17条　第13条第1項の規定による健康診査を行つた市町村の長は，その結果に基づき，当該妊産婦の健康状態に応じ，保健指導を要する者については，医師，助産師，保健師又はその他の職員をして，その妊産婦を訪問させて必要な指導を行わせ，妊娠又は出産に支障を及ぼすおそれがある疾病にかかつている疑いのある者については，医師又は歯科医師の診療を受けることを勧奨するものとする．
2　省略
　（低体重児の届出）
　第18条　体重が2500グラム未満の乳児が出生したときは，その保護者は，速やかに，その旨をその乳児の現在地の市町村に届け出なければならない．
　（未熟児の訪問指導）
　第19条　市町村長は，その区域内に現在地を有する未熟児について，養育上必要があると認めるときは，医師，保健師，助産師又はその他の職員をして，その未熟児の保護者を訪問させ，必要な指導を行わせるものとする．
2　第11条第2項の規定は，前項の規定による訪問指導に準用する．
　第20条～　省略

6. 学校保健安全法（抄）

（昭和33年4月10日　法律第56号）
（改正　平成27年6月24日　法律第46号）

第1章　総則

（目　的）
　第1条　この法律は，学校における児童生徒等及び職員の健康の保持増進を図るため，学校における保健管理に関し必要な事項を定めるとともに，学校における教育活動が安全な環境において実施され，児童生徒等の安全の確保が図られるよう，学校における安全管理に関し必要な事項を定め，もつて学校教育の円滑な実施とその成果の確保に資することを目的とする．
　（定　義）
　第2条　この法律において「学校」とは，学校教育法（昭和22年法律第26号）第1条に規定する学校をいう．
2　この法律において「児童生徒等」とは，学校に在学する幼児，児童，生徒又は学生をいう．
　（国及び地方公共団体の責務）
　第3条　国及び地方公共団体は，相互に連携を図り，各学校において保健及び安全に係る取組が確実かつ効果的に実施されるようにするため，学校における保健及び安全に関する最新の知見及び事例を踏まえつつ，財政上の措置その他の必要な施策を講ずるものとする．
2　国は，各学校における安全に係る取組を総合的かつ効果的に推進するため，学校安全の推進に関する計画の策定その他所要の措置を講ずるものとする．
3　地方公共団体は，国が講ずる前項の措置に準じた措置を講ずるように努めなければならない．

第2章 学校保健
第1節 学校の管理運営等
（学校保健に関する学校の設置者の責務）

第4条 学校の設置者は，その設置する学校の児童生徒等及び職員の心身の健康の保持増進を図るため，当該学校の施設及び設備並びに管理運営体制の整備充実その他の必要な措置を講ずるよう努めるものとする．

（学校保健計画の策定等）

第5条 学校においては，児童生徒等及び職員の心身の健康の保持増進を図るため，児童生徒等及び職員の健康診断，環境衛生検査，児童生徒等に対する指導その他保健に関する事項について計画を策定し，これを実施しなければならない．

（学校環境衛生基準）

第6条 文部科学大臣は，学校における換気，採光，照明，保温，清潔保持その他環境衛生に係る事項（学校給食法（昭和29年法律第160号）第9条第1項（夜間課程を置く高等学校における学校給食に関する法律（昭和31年法律第157号）第7条及び特別支援学校の幼稚部及び高等部における学校給食に関する法律（昭和32年法律第118号）第6条において準用する場合を含む．）に規定する事項を除く．）について，児童生徒等及び職員の健康を保護する上で維持されることが望ましい基準（以下この条において「学校環境衛生基準」という．）を定めるものとする．

2 学校の設置者は，学校環境衛生基準に照らしてその設置する学校の適切な環境の維持に努めなければならない．

3 校長は，学校環境衛生基準に照らし，学校の環境衛生に関し適正を欠く事項があると認めた場合には，遅滞なく，その改善のために必要な措置を講じ，又は当該措置を講ずることができないときは，当該学校の設置者に対し，その旨を申し出るものとする．

（保健室）

第7条 学校には，健康診断，健康相談，保健指導，救急処置その他の保健に関する措置を行うため，保健室を設けるものとする．

第8条〜 省略

---

7. 学校給食法（抄）
（昭和29年6月3日　法律第160号）
（改正　平成27年6月24日　法律第46号）

第1章 総則
（この法律の目的）

第1条 この法律は，学校給食が児童及び生徒の心身の健全な発達に資するものであり，かつ，児童及び生徒の食に関する正しい理解と適切な判断力を養う上で重要な役割を果たすものであることにかんがみ，学校給食及び学校給食を活用した食に関する指導の実施に関し必要な事項を定め，もつて学校給食の普及充実及び学校における食育の推進を図ることを目的とする．

（学校給食の目標）

第2条 学校給食を実施するに当たつては，義務教育諸学校における教育の目的を実現するために，次に掲げる目標が達成されるよう努めなければならない．

一 適切な栄養の摂取による健康の保持増進を図ること．

二 日常生活における食事について正しい理解を深め，健全な食生活を営むことができる判断力を培い，及び望ましい食習慣を養うこと．

三 学校生活を豊かにし，明るい社交性及び協同の精神を養うこと．

四 食生活が自然の恩恵の上に成り立つものであることについての理解を深め，生命及び自然を尊重する精神並びに環境の保全に寄与する態度を養うこと．

五 食生活が食にかかわる人々の様々な活動に支えられていることについての理解を深め，勤労を重んずる態度を養うこと．

六 我が国や各地域の優れた伝統的な食文化についての理解を深めること．

七 食料の生産，流通及び消費について，正しい理解に導くこと．

（定義）

第3条 この法律で「学校給食」とは，前条各号に掲げる目標を達成するために，義務教育諸学校において，その児童又は生徒に対し実施される給食をいう．

2 この法律で「義務教育諸学校」とは，学校教育法（昭和22年法律第26号）に規定する小学校，中学校，義務教育学校，中等教育学校の前期課程又は特別支援学校の小学部若しくは中学部をいう．

第4条〜第6条 省略

第2章 学校給食の実施に関する基本的な事項
（学校給食栄養管理者）

第7条 義務教育諸学校又は共同調理場において学校給食の栄養に関する専門的事項をつかさどる職員（第10条第3項において「学校給食栄養管理者」という．）は，教育職員免許法（昭和24年法律第147号）第4条第2項に規定する栄養教諭の免許状を有する者又は栄養士法（昭和22年法律第245号）第2条第1項の規定による栄養士の免許を有する者で学校給食の実施に必要な知識若しくは経験を有するものでなければならない．

（学校給食実施基準）

第8条 文部科学大臣は，児童又は生徒に必要な栄養量その他の学校給食の内容及び学校給食を適切に実施するために必要な事項（次条第1項に規定する事項を除く．）について維持されることが望ましい基準（次項において

「学校給食実施基準」という．）を定めるものとする．
2　学校給食を実施する義務教育諸学校の設置者は，学校給食実施基準に照らして適切な学校給食の実施に努めるものとする．
　　第9条　省略

第3章　学校給食を活用した食に関する指導

　第10条　栄養教諭は，児童又は生徒が健全な食生活を自ら営むことができる知識及び態度を養うため，学校給食において摂取する食品と健康の保持増進との関連性についての指導，食に関して特別の配慮を必要とする児童又は生徒に対する個別的な指導その他の学校給食を活用した食に関する実践的な指導を行うものとする．この場合において，校長は，当該指導が効果的に行われるよう，学校給食と関連付けつつ当該義務教育諸学校における食に関する指導の全体的な計画を作成することその他の必要な措置を講ずるものとする．
2　栄養教諭が前項前段の指導を行うに当たつては，当該義務教育諸学校が所在する地域の産物を学校給食に活用することその他の創意工夫を地域の実情に応じて行い，当該地域の食文化，食に係る産業又は自然環境の恵沢に対する児童又は生徒の理解の増進を図るよう努めるものとする．
3　栄養教諭以外の学校給食栄養管理者は，栄養教諭に準じて，第1項前段の指導を行うよう努めるものとする．この場合においては，同項後段及び前項の規定を準用する．
　　第11条～　省略

8．学校教育法（抄）
（昭和22年3月31日　法律第26号）
（改正　平成27年6月26日　法律第50号）

第1条～第26条　省略

第3章　幼稚園

　第27条　幼稚園には，園長，教頭及び教諭を置かなければならない
②　幼稚園には，前項に規定するもののほか，副園長，主幹教諭，指導教諭，養護教諭，栄養教諭，事務職員，養護助教諭その他必要な職員を置くことができる．
③～⑪　省略
　　第28条～第36条　省略

第4章　小学校

　第37条　小学校には，校長，教頭，教諭，養護教諭及び事務職員を置かなければならない．
②　小学校には，前項に規定するもののほか，副校長，主幹教諭，指導教諭，栄養教諭その他必要な職員を置くことができる．
③～⑫　省略

⑬　栄養教諭は，児童の栄養の指導及び管理をつかさどる．
⑭～⑲　省略
　　第38条～　省略

9．労働安全衛生法（抄）
（昭和47年6月8日　法律第57号）
（改正　平成27年5月7日　法律第17号）

第1条～第65条　省略

第7章　健康の保持増進のための措置
（健康診断）
　第66条　事業者は，労働者に対し，厚生労働省令で定めるところにより，医師による健康診断（第66条の10第1項に規定する検査を除く．以下この条及び次条において同じ．）を行なわなければならない．
2　事業者は，有害な業務で，政令で定めるものに従事する労働者に対し，厚生労働省令で定めるところにより，医師による特別の項目についての健康診断を行なわなければならない．有害な業務で，政令で定めるものに従事させたことのある労働者で，現に使用しているものについても，同様とする．
3　事業者は，有害な業務で，政令で定めるものに従事する労働者に対し，厚生労働省令で定めるところにより，歯科医師による健康診断を行なわなければならない．
4　都道府県労働局長は，労働者の健康を保持するため必要があると認めるときは，労働衛生指導医の意見に基づき，厚生労働省令で定めるところにより，事業者に対し，臨時の健康診断の実施その他必要な事項を指示することができる．
5　労働者は，前各項の規定により事業者が行なう健康診断を受けなければならない．ただし，事業者の指定した医師又は歯科医師が行なう健康診断を受けることを希望しない場合において，他の医師又は歯科医師の行なうこれらの規定による健康診断に相当する健康診断を受け，その結果を証明する書面を事業者に提出したときは，この限りでない．
（自発的健康診断の結果の提出）
　第66条の2　午後10時から午前5時まで（厚生労働大臣が必要であると認める場合においては，その定める地域又は期間については午後11時から午前6時まで）の間における業務（以下「深夜業」という．）に従事する労働者であつて，その深夜業の回数その他の事項が深夜業に従事する労働者の健康の保持を考慮して厚生労働省令で定める要件に該当するものは，厚生労働省令で定めるところにより，自ら受けた健康診断（前条第5項ただし書の規定による健康診断を除く．）の結果を証明する書面を事業者に提出することができる．

（健康診断の結果の記録）

第66条の3 事業者は，厚生労働省令で定めるところにより，第66条第1項から第4項まで及び第5項ただし書並びに前条の規定による健康診断の結果を記録しておかなければならない．

（健康診断の結果についての医師等からの意見聴取）

第66条の4 事業者は，第66条第1項から第4項まで若しくは第5項ただし書又は第66条の2の規定による健康診断の結果（当該健康診断の項目に異常の所見があると診断された労働者に係るものに限る．）に基づき，当該労働者の健康を保持するために必要な措置について，厚生労働省令で定めるところにより，医師又は歯科医師の意見を聴かなければならない．

（健康診断実施後の措置）

第66条の5 事業者は，前条の規定による医師又は歯科医師の意見を勘案し，その必要があると認めるときは，当該労働者の実情を考慮して，就業場所の変更，作業の転換，労働時間の短縮，深夜業の回数の減少等の措置を講ずるほか，作業環境測定の実施，施設又は設備の設置又は整備，当該医師又は歯科医師の意見の衛生委員会若しくは安全衛生委員会又は労働時間等設定改善委員会（労働時間等の設定の改善に関する特別措置法（平成4年法律第90号）第7条第1項に規定する労働時間等設定改善委員会をいう．以下同じ．）への報告その他の適切な措置を講じなければならない．

2　厚生労働大臣は，前項の規定により事業者が講ずべき措置の適切かつ有効な実施を図るため必要な指針を公表するものとする．

3　厚生労働大臣は，前項の指針を公表した場合において必要があると認めるときは，事業者又はその団体に対し，当該指針に関し必要な指導等を行うことができる．

（健康診断の結果の通知）

第66条の6 事業者は，第66条第1項から第4項までの規定により行う健康診断を受けた労働者に対し，厚生労働省令で定めるところにより，当該健康診断の結果を通知しなければならない．

（保健指導等）

第66条の7 事業者は，第66条第1項の規定による健康診断若しくは当該健康診断に係る同条第5項ただし書の規定による健康診断又は第66条の2の規定による健康診断の結果，特に健康の保持に努める必要があると認める労働者に対し，医師又は保健師による保健指導を行うように努めなければならない．

2　労働者は，前条の規定により通知された健康診断の結果及び前項の規定による保健指導を利用して，その健康の保持に努めるものとする．

（面接指導等）

第66条の8 事業者は，その労働時間の状況その他の事項が労働者の健康の保持を考慮して厚生労働省令で定める要件に該当する労働者に対し，厚生労働省令で定めるところにより，医師による面接指導（問診その他の方法により心身の状況を把握し，これに応じて面接により必要な指導を行うことをいう．以下同じ．）を行わなければならない．

2　労働者は，前項の規定により事業者が行う面接指導を受けなければならない．ただし，事業者の指定した医師が行う面接指導を受けることを希望しない場合において，他の医師の行う同項の規定による面接指導に相当する面接指導を受け，その結果を証明する書面を事業者に提出したときは，この限りでない．

3　事業者は，厚生労働省令で定めるところにより，第1項及び前項ただし書の規定による面接指導の結果を記録しておかなければならない．

4　事業者は，第1項又は第2項ただし書の規定による面接指導の結果に基づき，当該労働者の健康を保持するために必要な措置について，厚生労働省令で定めるところにより，医師の意見を聴かなければならない．

5　事業者は，前項の規定による医師の意見を勘案し，その必要があると認めるときは，当該労働者の実情を考慮して，就業場所の変更，作業の転換，労働時間の短縮，深夜業の回数の減少等の措置を講ずるほか，当該医師の意見の衛生委員会若しくは安全衛生委員会又は労働時間等設定改善委員会への報告その他の適切な措置を講じなければならない．

第66条の9 事業者は，前条第1項の規定により面接指導を行う労働者以外の労働者であつて健康への配慮が必要なものについては，厚生労働省令で定めるところにより，必要な措置を講ずるように努めなければならない．

（心理的な負担の程度を把握するための検査等）

第66条の10 事業者は，労働者に対し，厚生労働省令で定めるところにより，医師，保健師その他の厚生労働省令で定める者（以下この条において「医師等」という．）による心理的な負担の程度を把握するための検査を行わなければならない．

2　事業者は，前項の規定により行う検査を受けた労働者に対し，厚生労働省令で定めるところにより，当該検査を行つた医師等から当該検査の結果が通知されるようにしなければならない．この場合において，当該医師等は，あらかじめ当該検査を受けた労働者の同意を得ないで，当該労働者の検査の結果を事業者に提供してはならない．

3　事業者は，前項の規定による通知を受けた労働者であつて，心理的な負担の程度が労働者の健康の保持を考慮して厚生労働省令で定める要件に該当するものが医師による面接指導を受けることを希望する旨を申し出たときは，当該申出をした労働者に対し，厚生労働省令で定めるところにより，医師による面接指導を行わなければならない．この場合において，事業者は，労働者が当該申出をしたことを理由として，当該労働者に対し，不利益な取扱いをして

はならない.
4 事業者は,厚生労働省令で定めるところにより,前項の規定による面接指導の結果を記録しておかなければならない.
5 事業者は,第3項の規定による面接指導の結果に基づき,当該労働者の健康を保持するために必要な措置について,厚生労働省令で定めるところにより,医師の意見を聴かなければならない.
6 事業者は,前項の規定による医師の意見を勘案し,その必要があると認めるときは,当該労働者の実情を考慮して,就業場所の変更,作業の転換,労働時間の短縮,深夜業の回数の減少等の措置を講ずるほか,当該医師の意見の衛生委員会若しくは安全衛生委員会又は労働時間等設定改善委員会への報告その他の適切な措置を講じなければならない.
7 厚生労働大臣は,前項の規定により事業者が講ずべき措置の適切かつ有効な実施を図るため必要な指針を公表するものとする.
8 厚生労働大臣は,前項の指針を公表した場合において必要があると認めるときは,事業者又はその団体に対し,当該指針に関し必要な指導等を行うことができる.
9 国は,心理的な負担の程度が労働者の健康の保持に及ぼす影響に関する医師等に対する研修を実施するよう努めるとともに,第2項の規定により通知された検査の結果を利用する労働者に対する健康相談の実施その他の当該労働者の健康の保持増進を図ることを促進するための措置を講ずるよう努めるものとする.

(健康管理手帳)

第67条 都道府県労働局長は,がんその他の重度の健康障害を生ずるおそれのある業務で,政令で定めるものに従事していた者のうち,厚生労働省令で定める要件に該当する者に対し,離職の際に又は離職の後に,当該業務に係る健康管理手帳を交付するものとする.ただし,現に当該業務に係る健康管理手帳を所持している者については,この限りでない.
2 政府は,健康管理手帳を所持している者に対する健康診断に関し,厚生労働省令で定めるところにより,必要な措置を行なう.
3 健康管理手帳の交付を受けた者は,当該健康管理手帳を他人に譲渡し,又は貸与してはならない.
4 健康管理手帳の様式その他健康管理手帳について必要な事項は,厚生労働省令で定める.

(病者の就業禁止)

第68条 事業者は,伝染性の疾病その他の疾病で,厚生労働省令で定めるものにかかつた労働者については,厚生労働省令で定めるところにより,その就業を禁止しなければならない.

(受動喫煙の防止)

第68条の2 事業者は,労働者の受動喫煙(室内又はこれに準ずる環境において,他人のたばこの煙を吸わされることをいう.第71条第1項において同じ.)を防止するため,当該事業者及び事業場の実情に応じ適切な措置を講ずるよう努めるものとする.

(健康教育等)

第69条 事業者は,労働者に対する健康教育及び健康相談その他労働者の健康の保持増進を図るため必要な措置を継続的かつ計画的に講ずるように努めなければならない.
2 労働者は,前項の事業者が講ずる措置を利用して,その健康の保持増進に努めるものとする.

(体育活動等についての便宜供与等)

第70条 事業者は,前条第一項に定めるもののほか,労働者の健康の保持増進を図るため,体育活動,レクリエーションその他の活動についての便宜を供与する等必要な措置を講ずるように努めなければならない.

(健康の保持増進のための指針の公表等)

第70条の2 厚生労働大臣は,第69条第1項の事業者が講ずべき健康の保持増進のための措置に関して,その適切かつ有効な実施を図るため必要な指針を公表するものとする.
2 厚生労働大臣は,前項の指針に従い,事業者又はその団体に対し,必要な指導等を行うことができる.

(健康診査等指針との調和)

第70条の3 第66条第1項の厚生労働省令,第66条の5第2項の指針,第66条の6の厚生労働省令及び前条第1項の指針は,健康増進法(平成14年法律第103号)第9条第1項に規定する健康診査等指針と調和が保たれたものでなければならない.

(国の援助)

第71条 国は,労働者の健康の保持増進に関する措置の適切かつ有効な実施を図るため,必要な資料の提供,作業環境測定及び健康診断の実施の促進,受動喫煙の防止のための設備の設置の促進,事業場における健康教育等に関する指導員の確保及び資質の向上の促進その他の必要な援助に努めるものとする.
2 国は,前項の援助を行うに当たつては,中小企業者に対し,特別の配慮をするものとする.

第71条の2〜 省略

10. 特定健康診査及び特定保健指導の実施に関する基準(抄)

(改正 平成19年12月28日 厚生労働省令第157号)
(改正 平成25年 3月29日 厚生労働省令第 44号)

高齢者の医療の確保に関する法律(昭和57年法律第80号)の規定に基づき,及び同法を実施するため,特定健康診査及び特定保健指導の実施に関する基準を次のように定

める．

（特定健康診査の項目）

第1条 保険者は，高齢者の医療の確保に関する法律（昭和57年法律第80号．以下「法」という．）第20条の規定により，毎年度，当該年度の4月1日における加入者であって，当該年度において40歳以上75歳以下の年齢に達するもの（75歳未満の者に限り，妊産婦その他の厚生労働大臣が定める者を除く．）に対し，特定健康診査等実施計画（法第19条第1項に規定する特定健康診査等実施計画をいう．以下同じ．）に基づき，次の項目について，特定健康診査（法第18条第1項に規定する特定健康診査をいう．以下同じ．）を行うものとする．

一　既往歴の調査（服薬歴及び喫煙習慣の状況に係る調査を含む．）
二　自覚症状及び他覚症状の有無の検査
三　身長，体重及び腹囲の検査
四　BMI（次の算式により算出した値をいう．以下同じ．）の測定

$$BMI = 体重(kg) \div 身長(m)^2$$

五　血圧の測定
六　血清グルタミックオキサロアセチックトランスアミナーゼ（GOT），血清グルタミックピルビックトランスアミナーゼ（GPT）及びガンマ-グルタミルトランスペプチダーゼ（γ-GTP）の検査（以下「肝機能検査」という．）
七　血清トリグリセライド（中性脂肪），高比重リポ蛋白コレステロール（HDLコレステロール）及び低比重リポ蛋白コレステロール（LDLコレステロール）の量の検査（以下「血中脂質検査」という．）
八　血糖検査
九　尿中の糖及び蛋白の有無の検査（以下「尿検査」という．）
十　前各号に掲げるもののほか，厚生労働大臣が定める項目について厚生労働大臣が定める基準に基づき医師が必要と認めるときに行うもの

2　前項第3号に掲げる項目のうち，腹囲の検査については，厚生労働大臣が定める基準に基づき医師が必要でないと認めるときは，省略することができる．

3　保険者は，第1項第3号の規定による腹囲の検査に代えて，内臓脂肪（腹腔内の腸間膜，大網等に存在する脂肪細胞内に貯蔵された脂肪をいう．以下同じ．）の面積の測定を行うことができる．この場合において，当該保険者は，同号の規定による腹囲の検査を行ったものとみなす．

4　医師は，第1項第10号の規定による項目を実施する場合には，当該項目の対象となる者に対し当該項目を実施する前にその理由を明らかにするとともに，保険者に対し当該項目を実施した後にその理由を明らかにしなければならない．

第2条，第3条　省略

（特定保健指導の対象者）

第4条 法第18条第1項に規定する特定健康診査の結果により健康の保持に努める必要がある者は，特定健康診査の結果，腹囲が85センチメートル以上である男性若しくは腹囲が90センチメートル以上である女性又は腹囲が85センチメートル未満である男性若しくは腹囲が90センチメートル未満である女性であってBMIが25以上の者のうち，次の各号のいずれかに該当するもの（高血圧症，脂質異常症又は糖尿病の治療に係る薬剤を服用している者を除く．）とする．

一　血圧の測定の結果が厚生労働大臣が定める基準に該当する者
二　血清トリグリセライド（中性脂肪）又は高比重リポ蛋白コレステロール（HDLコレステロール）の量が厚生労働大臣が定める基準に該当する者
三　血糖検査の結果が厚生労働大臣が定める基準に該当する者

2　第1条第3項の規定により，腹囲の検査に代えて内臓脂肪の面積の測定を行う場合には，前項中「腹囲が85センチメートル以上である男性若しくは腹囲が90センチメートル以上である女性又は腹囲が85センチメートル未満である男性若しくは腹囲が90センチメートル未満である女性であってBMIが25以上の者」とあるのは，「内臓脂肪の面積が百平方センチメートル以上の者又は内臓脂肪の面積が百平方センチメートル未満の者であってBMIが25以上のもの」とする．

第5条～　省略

11. 介護保険法（抄）

（改正　平成9年12月17日　法律第123号）
（改正　平成27年5月29日　法律第31号）

第1章　総則

（目的）

第1条　この法律は，加齢に伴って生ずる心身の変化に起因する疾病等により要介護状態となり，入浴，排せつ，食事等の介護，機能訓練並びに看護及び療養上の管理その他の医療を要する者等について，これらの者が尊厳を保持し，その有する能力に応じ自立した日常生活を営むことができるよう，必要な保健医療サービス及び福祉サービスに係る給付を行うため，国民の共同連帯の理念に基づき介護保険制度を設け，その行う保険給付等に関して必要な事項を定め，もって国民の保健医療の向上及び福祉の増進を図ることを目的とする．

（介護保険）

第2条　介護保険は，被保険者の要介護状態又は要支援状態（以下「要介護状態等」という．）に関し，必要な保険給付を行うものとする．

2　前項の保険給付は，要介護状態等の軽減又は悪化の防止に資するよう行われるとともに，医療との連携に十分配慮して行われなければならない．

3　第1項の保険給付は，被保険者の心身の状況，その置かれている環境等に応じて，被保険者の選択に基づき，適切な保健医療サービス及び福祉サービスが，多様な事業者又は施設から，総合的かつ効率的に提供されるよう配慮して行われなければならない．

4　第1項の保険給付の内容及び水準は，被保険者が要介護状態となった場合においても，可能な限り，その居宅において，その有する能力に応じ自立した日常生活を営むことができるように配慮されなければならない．

第3条〜　省略

12．障害者の日常生活及び社会生活を総合的に支援するための法律（抄）

（平成17年11月7日　法律第123号）
（改正　平成26年6月25日　法律第83号）

第1章　総則

（目的）

第1条　この法律は，障害者基本法（昭和45年法律第84号）の基本的な理念にのっとり，身体障害者福祉法（昭和24年法律第283号），知的障害者福祉法（昭和35年法律第37号），精神保健及び精神障害者福祉に関する法律（昭和25年法律第123号），児童福祉法（昭和22年法律第164号）その他障害者及び障害児の福祉に関する法律と相まって，障害者及び障害児が基本的人権を享有する個人としての尊厳にふさわしい日常生活又は社会生活を営むことができるよう，必要な障害福祉サービスに係る給付，地域生活支援事業その他の支援を行い，もって障害者及び障害児の福祉の増進を図るとともに，障害の有無にかかわらず国民が相互に人格と個性を尊重し安心して暮らすことのできる地域社会の実現に寄与することを目的とする．

（基本理念）

第1条の2　障害者及び障害児が日常生活又は社会生活を営むための支援は，全ての国民が，障害の有無にかかわらず，等しく基本的人権を享有するかけがえのない個人として尊重されるものであるとの理念にのっとり，全ての国民が，障害の有無によって分け隔てられることなく，相互に人格と個性を尊重し合いながら共生する社会を実現するため，全ての障害者及び障害児が可能な限りその身近な場所において必要な日常生活又は社会生活を営むための支援を受けられることにより社会参加の機会が確保されること及びどこで誰と生活するかについての選択の機会が確保され，地域社会において他の人々と共生することを妨げられないこと並びに障害者及び障害児にとって日常生活又は社会生活を営む上で障壁となるような社会における事物，制度，慣行，観念その他一切のものの除去に資することを旨として，総合的かつ計画的に行わなければならない．

第2条　省略

（国民の責務）

第3条　すべての国民は，その障害の有無にかかわらず，障害者等が自立した日常生活又は社会生活を営めるような地域社会の実現に協力するよう努めなければならない．

（定義）

第4条　この法律において「障害者」とは，身体障害者福祉法第4条に規定する身体障害者，知的障害者福祉法にいう知的障害者のうち18歳以上である者及び精神保健及び精神障害者福祉に関する法律第5条に規定する精神障害者（発達障害者支援法（平成16年法律第167号）第2条第2項に規定する発達障害者を含み，知的障害者福祉法にいう知的障害者を除く．以下「精神障害者」という．）のうち18歳以上である者並びに治療方法が確立していない疾病その他の特殊の疾病であって政令で定めるものによる障害の程度が厚生労働大臣が定める程度である者であって18歳以上であるものをいう．

2　この法律において「障害児」とは，児童福祉法第4条第2項に規定する障害児をいう．

3　この法律において「保護者」とは，児童福祉法第6条に規定する保護者をいう．

4　この法律において「障害支援区分」とは，障害者等の障害の多様な特性その他の心身の状態に応じて必要とされる標準的な支援の度合を総合的に示すものとして厚生労働省令で定める区分をいう．

第5条〜　省略

付録B. 国の推進計画

1. 健康日本21（第二次）

表1 健康寿命の延伸と健康格差の縮小の実現に関する目標

項目	現状	目標
① 健康寿命の延伸（日常生活に制限のない期間の平均の延伸）	男性 70.42年 女性 73.62年 （2010年）	平均寿命の増加分を上回る健康寿命の増加 （2022年度）
② 健康格差の縮小（日常生活に制限のない期間の平均の都道府県格差の縮小）	男性 2.79年 女性 2.95年 （2010年）	都道府県格差の縮小 （2022年度）

注） 上記①の目標を実現するに当たっては，"日常生活に制限のない期間の平均"のみならず，"自分が健康であると自覚している期間の平均"についても留意することとする．
　　また，上記②の目標を実現するに当たっては，健康寿命の最も長い都道府県の数値を目標として，各都道府県において健康寿命の延伸を図るよう取組むものである．

表2 主要な生活習慣病の発症予防と重症化予防の徹底に関する目標

(1) がん

項目	現状	目標
① 75歳未満のがんの年齢調整死亡率の減少（10万人当たり）	84.3 （2010年）	73.9 （2015年）
② がん検診の受診率の向上	胃がん　男性 36.6% 　　　　女性 28.3% 肺がん　男性 26.4% 　　　　女性 23.0% 大腸がん 男性 28.1% 　　　　女性 23.9% 子宮頸がん 女性 37.7% 乳がん　女性 39.1% （2010年）	50% （胃がん，肺がん，大腸がんは当面40%） （2016年度）

注） がん検診の受診率の算定に当たっては，40歳～69歳まで（子宮頸がんは20歳～69歳まで）を対象とする．

(2) 循環器疾患

項目	現状	目標
① 脳血管疾患・虚血性心疾患の年齢調整死亡率の減少（10万人当たり）	脳血管疾患 男性 49.5 女性 26.9 虚血性心疾患 男性 36.9 女性 15.3 （2010年）	脳血管疾患 男性 41.6 女性 24.7 虚血性心疾患 男性 31.8 女性 13.7 （2022年度）
② 高血圧の改善（収縮期血圧の平均値の低下）	男性 138 mmHg 女性 133 mmHg （2010年）	男性 134 mmHg 女性 129 mmHg （2022年度）
③ 脂質異常症の減少 ・総コレステロール 240 mg/dL以上の者の割合 ・LDLコレステロール 160 mg/dL以上の者の割合	男性 13.8% 女性 22.0% 男性 8.3% 女性 11.7% （2010年）	男性 10% 女性 17% 男性 6.2% 女性 8.8% （2022年度）
④ メタボリックシンドロームの該当者及び予備群の減少	1400万人 （2008年度）	2008年度と比べて25%減少 （2015年度）
⑤ 特定健康診査・特定保健指導の実施率の向上	特定健康診査の実施率：41.3% 特定保健指導の実施率：12.3% （2009年度）	2013年度から開始する第2期医療費適正化計画に合わせて設定 （2017年度）

(3) 糖尿病

項目	現状	目標
① 合併症（糖尿病腎症による年間新規透析導入患者数）の減少	16,247人 （2010年）	15,000人 （2022年度）
② 治療継続者の割合の増加	63.7% （2010年）	75% （2022年度）
③ 血糖コントロール指標におけるコントロール不良者の割合の減少（HbA1cがJDS値8.0%（NGSP値8.4%）以上の者の割合の減少）	1.2% （2009年度）	1.0% （2022年度）
④ 糖尿病有病者の増加の抑制	890万人 （2007年）	1000万人 （2022年度）
⑤ メタボリックシンドロームの該当者及び予備群の減少（再掲）	1400万人 （2008年度）	2008年度と比べて25%減少 （2015年度）
⑥ 特定健康診査・特定保健指導の実施率の向上（再掲）	特定健康診査の実施率 41.3% 特定保健指導の実施率 12.3% （2009年度）	2013年度から開始する第2期医療費適正化計画に合わせて設定 （2017年度）

(4) COPD

項目	現状	目標
① COPDの認知度の向上	25% （2011年）	80% （2022年度）

表3 社会生活を営むために必要な機能の維持・向上に関する目標

(1) こころの健康

項　目	現　状	目　標
① 自殺者の減少（人口10万人当たり）	23.4 (2010年)	自殺総合対策大綱の見直しの状況をふまえて設定
② 気分障害・不安障害に相当する心理的苦痛を感じている者の割合の減少	10.4% (2010年)	9.4% (2022年度)
③ メンタルヘルスに関する措置を受けられる職場の割合の増加	33.6% (2007年)	100% (2020年)
④ 小児人口10万人当たりの小児科医・児童精神科医師の割合の増加	小児科医 94.4 (2010年) 児童精神科医 10.6（2009年）	増加傾向へ (2014年)

(2) 次世代の健康

項　目	現　状	目　標
① 健康な生活習慣（栄養・食生活，運動）を有する子どもの割合の増加		
ア 朝・昼・夕の三食を必ず食べることに気をつけて食事をしている子どもの割合の増加	小学5年生 89.4% (2010年度)	100%に近づける (2022年度)
イ 運動やスポーツを習慣的にしている子どもの割合の増加	（参考値） 週に3日以上 小学5年生 男子 61.5% 女子 35.9% (2010年)	増加傾向へ (2022年度)
② 適正体重の子どもの増加		
ア 全出生数中の低出生体重児の割合の減少	9.6% (2010年)	減少傾向へ (2014年)
イ 肥満傾向にある子どもの割合の減少	小学5年生の中等度・高度肥満傾向児の割合 男子 4.60% 女子 3.39% (2011年)	減少傾向へ (2014年)

(3) 高齢者の健康

項　目	現　状	目　標
① 介護保険サービス利用者の増加の抑制	452万人 (2012年度)	657万人 (2025年度)
② 認知機能低下ハイリスク高齢者の把握率の向上	0.9% (2009年)	10% (2022年度)
③ ロコモティブシンドローム（運動器症候群）を認知している国民の割合の増加	（参考値） 17.3% (2012年)	80% (2022年度)
④ 低栄養傾向（BMI 20以下）の高齢者の割合の増加の抑制	17.4% (2010年)	22% (2022年度)
⑤ 足腰に痛みのある高齢者の割合の減少（1000人当たり）	男性 218人 女性 291人 (2010年)	男性 200人 女性 260人 (2022年度)
⑥ 高齢者の社会参加の促進（就業又は何らかの地域活動をしている高齢者の割合の増加）	（参考値）何らかの地域活動をしている高齢者の割合 男性 64.0% 女性 55.1% (2008年)	80% (2022年度)

注）上記①の目標については，社会保障・税一体改革大綱（2012年2月17日閣議決定）の策定に当たって試算した結果に基づき設定したものである．

表4 健康を支え，守るための社会環境の整備に関する目標

項　目	現　状	目　標
① 地域のつながりの強化（居住地域でお互いに助け合っていると思う国民の割合の増加）	（参考値）自分と地域のつながりが強い方だと思う割合 45.7%（2007年）	65%（2022年度）
② 健康づくりを目的とした活動に主体的に関わっている国民の割合の増加	（参考値）健康や医療サービスに関係したボランティア活動をしている割合 3.0%（2006年）	25%（2022年度）
③ 健康づくりに関する活動に取組み，自発的に情報発信を行う企業登録数の増加	420社（2012年）	3000社（2022年度）
④ 健康づくりに関して身近で専門的な支援・相談が受けられる民間団体の活動拠点数の増加	（参考値）民間団体から報告のあった活動拠点数 7134（2012年）	15,000（2022年度）
⑤ 健康格差対策に取組む自治体の増加（課題となる健康格差の実態を把握し，健康づくりが不利な集団への対策を実施している都道府県の数）	11都道府県（2012年）	47都道府県（2022年度）

表5 栄養・食生活，身体活動・運動，休養，飲酒，喫煙及び歯・口腔の健康に関する生活習慣及び社会環境の改善に関する目標

(1) 栄養・食生活

項　目	現　状	目　標
① 適正体重を維持している者の増加（肥満（BMI 25以上），やせ（BMI 18.5未満）の減少）	20歳～60歳代男性の肥満者の割合 31.2% 40歳～60歳代女性の肥満者の割合 22.2% 20歳代女性のやせの者の割合 29.0%（2010年）	20歳～60歳代男性の肥満者の割合 28% 40歳～60歳代女性の肥満者の割合 19% 20歳代女性のやせの者の割合 20%（2022年度）
② 適切な量と質の食事をとる者の増加		
ア 主食・主菜・副菜を組合わせた食事が1日2回以上の日がほぼ毎日の者の割合の増加	68.1%（2011年）	80%（2022年度）
イ 食塩摂取量の減少	10.6 g（2010年）	8 g（2022年度）
ウ 野菜と果物の摂取量の増加	野菜摂取量の平均値 282 g 果物摂取量 100 g未満の者の割合 61.4%（2010年）	野菜摂取量の平均値 350 g 果物摂取量 100 g未満の者の割合 30%（2022年度）
③ 共食の増加（食事を1人で食べる子どもの割合の減少）	朝食 小学生 15.3% 中学生 33.7% 夕食 小学生 2.2% 中学生 6.0% （2010年度）	減少傾向へ（2022年度）
④ 食品中の食塩や脂肪の低減に取組む食品企業及び飲食店の登録数の増加	食品企業登録数 14社 飲食店登録数 17,284店舗（2012年）	食品企業登録数 100社 飲食店登録数 30,000店舗（2022年度）
⑤ 利用者に応じた食事の計画，調理及び栄養の評価，改善を実施している特定給食施設の割合の増加	（参考値）管理栄養士・栄養士を配置している施設の割合 70.5%（2010年）	80%（2022年度）

表5 栄養・食生活,身体活動・運動,休養,飲酒,喫煙及び歯・口腔の健康に関する
生活習慣及び社会環境の改善に関する目標(つづき)

(2) 身体活動・運動

項　目	現　状	目　標
① 日常生活における歩数の増加	20歳～64歳 男性 7841歩 女性 6883歩 65歳以上 男性 5628歩 女性 4584歩 (2010年)	20歳～64歳 男性 9000歩 女性 8500歩 65歳以上 男性 7000歩 女性 6000歩 (2022年度)
② 運動習慣者の割合の増加	20歳～64歳 男性 26.3% 女性 22.9% 65歳以上 男性 47.6% 女性 37.6% (2010年)	20歳～64歳 男性 36% 女性 33% 65歳以上 男性 58% 女性 48% (2022年度)
③ 住民が運動しやすいまちづくり・環境整備に取組む自治体数の増加	17都道府県 (2012年)	47都道府県 (2022年度)

(3) 休　養

項　目	現　状	目　標
① 睡眠による休養を十分とれていない者の割合の減少	18.4% (2009年)	15% (2022年度)
② 週労働時間60時間以上の雇用者の割合の減少	9.3% (2011年)	5.0% (2020年)

(4) 飲　酒

項　目	現　状	目　標
① 生活習慣病のリスクを高める量を飲酒している者(1日当たりの純アルコール摂取量が男性40g以上,女性20g以上の者)の割合の減少	男性 15.3% 女性 7.5% (2010年)	男性 13% 女性 6.4% (2022年度)
② 未成年者の飲酒をなくす	中学3年生 男子 10.5% 女子 11.7% 高校3年生 男子 21.7% 女子 19.9% (2010年)	0% (2022年度)
③ 妊娠中の飲酒をなくす	8.7% (2010年)	0% (2014年)

(5) 喫　煙

項　目	現　状	目　標
① 成人の喫煙率の減少(喫煙をやめたい者がやめる)	19.5% (2010年)	12% (2022年度)
② 未成年者の喫煙をなくす	中学1年生 男子 1.6% 女子 0.9% 高校3年生 男子 8.6% 女子 3.8% (2010年)	0% (2022年度)
③ 妊娠中の喫煙をなくす	5.0% (2010年)	0% (2014年)
④ 受動喫煙(家庭・職場・飲食店・行政機関・医療機関)の機会を有する者の割合の減少	行政機関 16.9% 医療機関 13.3% (2008年) 職場 64% (2011年) 家庭 10.7% 飲食店 50.1% (2010年)	行政機関 0% 医療機関 0% (2022年度) 職場：受動喫煙のない職場の実現 (2020年) 家庭 3% 飲食店 15% (2022年度)

(6) 歯・口腔の健康

項　目	現　状	目　標
① 口腔機能の維持・向上(60歳代における咀嚼良好者の割合の増加)	73.4% (2009年)	80% (2022年度)
② 歯の喪失防止		
ア 80歳で20歯以上の自分の歯を有する者の割合の増加	25.0% (2005年)	50% (2022年度)
イ 60歳で24歯以上の自分の歯を有する者の割合の増加	60.2% (2005年)	70% (2022年度)
ウ 40歳で喪失歯のない者の割合の増加	54.1% (2005年)	75% (2022年度)
③ 歯周病を有する者の割合の減少		
ア 20歳代における歯肉に炎症所見を有する者の割合の減少	31.7% (2009年)	25% (2022年度)
イ 40歳代における進行した歯周炎を有する者の割合の減少	37.3% (2005年)	25% (2022年度)
ウ 60歳代における進行した歯周炎を有する者の割合の減少	54.7% (2005年)	45% (2022年度)
④ 乳幼児・学齢期のう蝕のない者の増加		
ア 3歳児でう蝕がない者の割合が80%以上である都道府県の増加	6都道府県 (2009年)	23都道府県 (2022年度)
イ 12歳児の一人平均う歯数が1.0歯未満である都道府県の増加	7都道府県 (2011年)	28都道府県 (2022年度)
⑤ 過去1年間に歯科検診を受診した者の割合の増加	34.1% (2009年)	65% (2022年度)

2. 第2次食育推進基本計画

食育の推進の目標に関する事項（現状値→目標値†）

(1) 食育に関心をもっている国民の割合の増加（70.5%→90%以上）
(2) 朝食または夕食を家族と一緒に食べる"共食"の回数の増加（週平均9回→10回以上）
(3) 朝食を欠食する国民の割合の減少（子ども1.6%→0%，20歳代〜30歳代男性28.7%→15%以下）
(4) 学校給食における地場産物を使用する割合の増加（26.1%→30%以上）
(5) 栄養バランス等に配慮した食生活を送っている国民の割合の増加（50.2%→60%以上）
(6) 内臓脂肪症候群（メタボリックシンドローム）の予防や改善のための適切な食事，運動等を継続的に実践している国民の割合の増加（41.5%→50%以上）
(7) よく噛んで味わって食べるなどの食べ方に関心のある国民の割合の増加（70.2%→80%以上）
(8) 食育の推進に関わるボランティアの数の増加（34.5万人→37万人以上）
(9) 農林漁業体験を経験した国民の割合の増加（27%→30%以上）
(10) 食品の安全性に関する基礎的な知識をもっている国民の割合の増加（37.4%→90%以上）
(11) 推進計画を作成・実施している市町村の割合の増加（40%→100%）

† 目標値は2015年度までの達成を目指すもの．［内閣府，"第2次食育推進基本計画"より抜粋］

3. 健やか親子21（第2次）

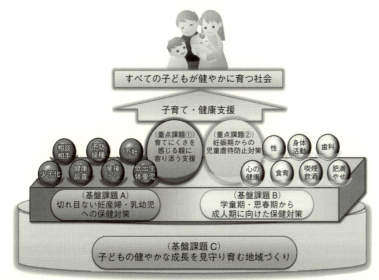

* 育てにくさとは，子育てに関わる者が感じる育児上の困難感で，その背景として，子どもの要因，親の要因，親子関係に関する要因，支援状況を含めた環境に関する要因など多面的な要素を含む．育てにくさの概念は広く，一部には発達障害などが原因となっている場合がある．

	課題名	課題の説明
基盤課題A	切れ目ない妊産婦・乳幼児への保健対策	妊娠・出産・育児期における母子保健対策の充実に取組むとともに，各事業間や関連機関間の有機的な連携体制の強化や，情報の利活用，母子保健事業の評価・分析体制の構築を図ることにより，切れ目ない支援体制の構築を目指す．
基盤課題B	学童期・思春期から成人期に向けた保健対策	児童生徒自らが，心身の健康に関心をもち，よりよい将来を生きるため，健康の維持・向上に取組めるよう，多分野の協働による健康教育の推進と次世代の健康を支える社会の実現を目指す．
基盤課題C	子どもの健やかな成長を見守り育む地域づくり	社会全体で子どもの健やかな成長を見守り，子育て世代の親を孤立させないよう支えていく地域づくりを目指す．具体的には，国や地方公共団体による子育て支援施策の拡充に限らず，地域にあるさまざまな資源（NPOや民間団体，母子愛育会や母子保健推進員など）との連携や役割分担の明確化があげられる．
重点課題①	育てにくさを感じる親に寄り添う支援	親子が発信するさまざまな育てにくさ*のサインを受け止め，丁寧に向き合い，子育てに寄り添う支援の充実を図ることを重点課題の一つとする．
重点課題②	妊娠期からの児童虐待防止対策	児童虐待を防止するための対策として，①発生予防には，妊娠届出時など妊娠期から関わることが重要であること，②早期発見・早期対応には，新生児訪問などの母子保健事業と関係機関の連携強化が必要であることから重点課題の一つとする．

［厚生労働省，"「健やか親子21（第2次）」検討会報告書資料"より］

4. 特定健康診査・特定保健指導

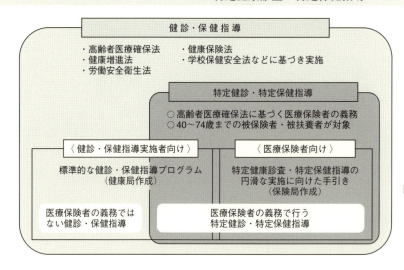

図1 健診・保健指導と特定健診・特定保健指導の関係
[厚生労働省,"標準的な健診・保健指導プログラム【改訂版】"（2013年4月）より]

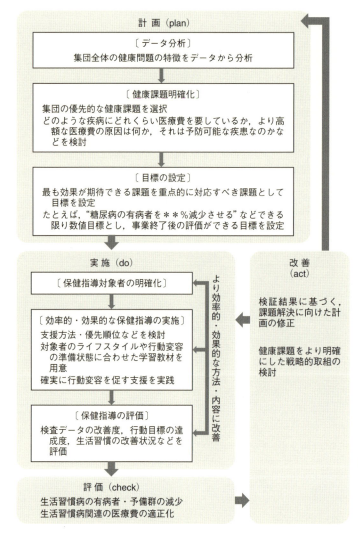

図2 保健事業（健診・保健指導）のPDCAサイクル
[厚生労働省,"標準的な健診・保健指導プログラム【改訂版】"（2013年4月）より]

付録C．ガイド・指針

1．食生活指針

1．食事を楽しみましょう
- 心とからだにおいしい食事を，味わって食べましょう
- 毎日の食事で，健康寿命をのばしましょう
- 家族の団らんや人との交流を大切に，また，食事づくりに参加しましょう

2．1日の食事のリズムから，健やかな生活リズムを
- 朝食で，いきいきした1日を始めましょう
- 夜食や間食はとりすぎないようにしましょう
- 飲酒はほどほどにしましょう

3．主食，主菜，副菜を基本に，食事のバランスを
- 多様な食品を組合わせましょう
- 調理方法が偏らないようにしましょう
- 手作りと外食や加工食品・調理食品を上手に組合わせましょう

4．ごはんなどの穀類をしっかりと
- 穀類を毎日とって，糖質からのエネルギー摂取を適正に保ちましょう
- 日本の気候・風土に適している米などの穀類を利用しましょう

5．野菜・果物，牛乳・乳製品，豆類，魚なども組合わせて
- たっぷり野菜と毎日の果物で，ビタミン，ミネラル，食物繊維をとりましょう
- 牛乳・乳製品，緑黄色野菜，豆類，小魚などで，カルシウムを十分にとりましょう

6．食塩や脂肪は控えめに
- 塩辛い食品を控えめに，食塩は1日10g未満にしましょう
- 脂肪のとりすぎをやめ，動物，植物，魚由来の脂肪をバランスよくとりましょう
- 栄養成分表示を見て，食品や外食を選ぶ習慣を身につけましょう

7．適正体重を知り，日々の活動に見合った食事量を
- 太ってきたかなと感じたら，体重を量りましょう
- 普段から意識して体を動かすようにしましょう
- 美しさは健康から，無理な減量はやめましょう
- しっかりかんで，ゆっくり食べましょう

8．食文化や地域の産物をいかし，ときには新しい料理も
- 地域の産物や旬の素材を使うとともに，行事食を取入れながら，自然の恵みや四季の変化を楽しみましょう
- 食文化を大切にして，日々の食生活にいかしましょう
- 食材に関する知識や料理技術を身につけましょう
- ときには新しい料理を作ってみましょう

9．調理や保存を上手にして無駄や廃棄を少なく．
- 買いすぎ，作りすぎに注意して，食べ残しのない適量を心がけましょう
- 賞味期限や消費期限を考えて利用しましょう
- 定期的に冷蔵庫の中身や家庭内の食材を点検し，献立を工夫して食べましょう

10．自分の食生活を見直してみましょう
- 自分の健康目標をつくり，食生活を点検する習慣をもちましょう
- 家族や仲間と，食生活を考えたり，話し合ったりしてみましょう
- 学校や家庭で食生活の正しい理解や望ましい習慣を身につけましょう
- 子供のころから，食生活を大切にしましょう

［文部科学省，厚生労働省，農林水産省（2000）］

2．食事バランスガイド

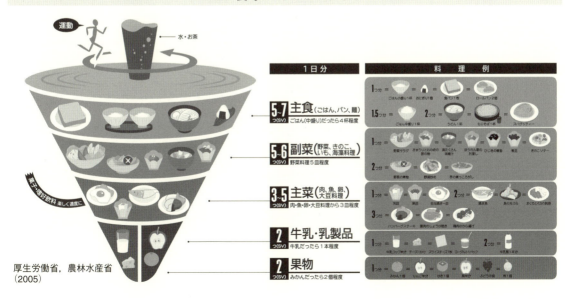

厚生労働省，農林水産省（2005）

3. 妊産婦のための食生活指針

1. 妊娠前から，健康なからだづくりを．
2. "主食"を中心に，エネルギーをしっかりと．
3. 不足しがちなビタミン・ミネラルを，"副菜"でたっぷりと．
4. からだづくりの基礎となる"主菜"は適量を．
5. 牛乳・乳製品などの多様な食品を組合わせて，カルシウムを十分に．
6. 妊娠中の体重増加は，お母さんと赤ちゃんにとって望ましい量に．
7. 母乳育児も，バランスのよい食生活のなかで．
8. たばことお酒の害から赤ちゃんを守りましょう．
9. お母さんと赤ちゃんの健やかな毎日は，からだと心にゆとりある生活から生まれます．

［厚生労働省，"「健やか親子21」推進検討会報告書"（2006）より］

4. 授乳・離乳の支援ガイド

表　授乳の支援を進める五つのポイント

1. 妊娠中から，適切な授乳方法を選択でき，実践できるように，支援しましょう．
2. 母親の状態をしっかり受け止め，赤ちゃんの状態をよく観察して，支援しましょう．
3. 授乳のときには，できるだけ静かな環境で，しっかり抱いて，優しく声をかけるように，支援しましょう．
4. 授乳への理解と支援が深まるように，父親や家族，身近な人への情報提供を進めましょう．
5. 授乳で困ったときに気軽に相談できる場所づくりや，授乳期間中でも，外出しやすく，働きやすい環境づくりを進めましょう．

		離乳の開始　　　　　　　　　　　　　　　　　　　　　　　　　　離乳の終了			
		生後5, 6カ月ごろ	7, 8カ月ごろ	9〜11カ月ごろ	12〜18カ月ごろ
〈食べ方の目安〉		・子どもの様子を見ながら，1日1回1さじずつ始める． ・母乳やミルクは飲みたいだけ与える．	・1日2回食で，食事のリズムをつけていく． ・いろいろな味や舌ざわりを楽しめるように食品の種類を増やしていく．	・食事のリズムを大切に，1日3回食に進めていく． ・家族一緒に楽しい食卓体験を．	・1日3回の食事のリズムを大切に，生活リズムを整える． ・自分で食べる楽しみを手づかみ食べから始める．
〈食事の目安〉					
調理形態		なめらかにすりつぶした状態	舌でつぶせる固さ	歯ぐきでつぶせる固さ	歯ぐきで噛める固さ
1回当たりの目安量	I　穀物	つぶしがゆから始める	全がゆ 50〜80g	全がゆ 90g〜 軟飯 80g	軟飯 90g〜 ご飯 80g
	II　野菜・果物	つぶした野菜なども試してみる	20〜30g	30〜40g	40〜50g
	III　魚 または肉 または豆腐 または卵 または乳製品	慣れてきたら，つぶした豆腐・白身魚などを試してみる	10〜15g 10〜15g 30〜40g 卵黄1〜全卵1/3個 50〜70g	15g 15g 45g 全卵1/2個 80g	15〜20g 15〜20g 50〜55g 全卵1/2個〜2/3個 100g
		上記の量は，あくまでも目安であり，子どもの食欲や成長・発達の状況に応じて，食事の量を調整する			
〈成長の目安〉		成長曲線のグラフに，体重や身長を記入して，成長曲線のカーブに沿っているかどうか確認する			

図　離乳食の進め方の目安　［図表は，厚生労働省，"授乳・離乳の支援ガイド"（2007）より］

5. 身体活動基準 2013 とアクティブガイド（身体活動指針）

健康づくりのための身体活動基準 2013（概要）※

血糖・血圧・脂質に関する状況		身体活動（生活活動・運動）*1	今より少しでも増やす（たとえば 10 分多く歩く）*4	運動	運動習慣をもつようにする（30 分以上・週 2 日以上）*4	体力（うち全身持久力）
検診結果が基準範囲内	65 歳以上	強度を問わず，身体活動を毎日 40 分（＝10 メッツ・時/週）		―		―
	18～64 歳	3 メッツ以上の強度の身体活動*2 を毎日 60 分（＝23 メッツ・時/週）		3 メッツ以上の強度の運動*3 を毎週 60 分（＝4 メッツ・時/週）		性・年代別に示した強度での運動を約 3 分間継続可能
	18 歳未満	―		―		―
血糖・血圧・脂質のいずれかが保健指導レベルの者		医療機関にかかっておらず，"身体活動のリスクに関するスクリーニングシート"でリスクがないことを確認できれば，対象者が運動開始前・実施中に自ら体調確認ができるよう支援したうえで，保健指導の一環としての運動指導を積極的に行う				
リスク重複者またはすぐ受診を要する者		生活習慣病患者が積極的に運動をする際には，安全面での配慮がより特に重要になるので，まずかかりつけの医師に相談する				

*1 "身体活動"は，"生活活動"と"運動"に分けられる．このうち，生活活動とは，日常生活における労働，家事，通勤・通学などの身体活動をさす．また，運動とは，スポーツなどの，特に体力の維持・向上を目的として計画的・意図的に実施し，継続性のある身体活動をさす．
*2 "3 メッツ以上の強度の身体活動"とは，歩行またはそれと同等以上の身体活動．
*3 "3 メッツ以上の強度の運動"とは，息が弾み汗をかく程度の運動．
*4 年齢別の基準とは別に，世代共通の方向性として示したもの．
[厚生労働省，"運動基準・運動指針の改定に関する検討会報告書"（2013）より]
※ 健康づくりのための身体活動基準 2013 では，「アクティブガイド―健康づくりのための身体活動指針」として，自治体等でカスタマイズして配布できる国民向けパンフレットを作成している．

アクティブガイド ―― 健康づくりのための身体活動指針

アクティブガイドでは，＋10 で，18～64 歳では 1 日 60 分，65 歳上では 1 日 40 分からだを動かすために，"毎日をアクティブに暮らすために―こうすれば＋10"として，以下のようなガイドをしている．

【地域で】
○ 家の近くに，散歩に適した歩道やサイクリングを楽しめる自転車レーンはありませんか？
○ 家の近くの公園や運動施設を見つけて，利用しましょう．
○ 地域のスポーツイベントに積極的に参加しましょう．
○ ウィンドウショッピングなどに出かけて，楽しみながらからだを動かしましょう．

【職場で】
○ 自転車や徒歩で通勤してみませんか？
○ 職場環境を見直しましょう．からだを動かしやすい環境ですか？
○ 健診や保健指導をきっかけに，からだを動かしましょう．

【人々と】
○ 休日には，家族や友人と外出を楽しんでみては？
○ 困ったことや知りたいことがあったら，市町村の健康増進センターや保健所に相談しましょう．
○ 電話やメールだけでなく，顔をあわせたコミュニケーションを心がけると自然にからだも動きます．

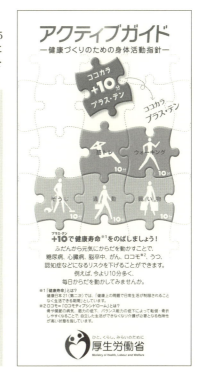

6. 健康づくりのための休養指針

1. 生活にリズムを．
   - 早目に気付こう，自分のストレスに．
   - 睡眠は気持ちよい目覚めがバロメーター．
   - 入浴で，からだもこころもリフレッシュ．
   - 旅に出掛けて，こころの切り換えを．
   - 休養と仕事のバランスで能率アップと過労防止．
2. ゆとりの時間でみのりある休養を．
   - 1日30分，自分の時間をみつけよう．
   - 活かそう休暇を，真の休養に．
   - ゆとりの中に，楽しみや生きがいを．
3. 生活の中にオアシスを．
   - 身近な中にもいこいの大切さ．
   - 食事空間にもバラエティを．
   - 自然とのふれあいで感じよう，健康の息吹を．
4. 出会いときずなで豊かな人生を．
   - 見いだそう，楽しく無理のない社会参加．
   - きずなの中ではぐくむ，クリエイティブ・ライフ．

［厚生省(1994)より］

7. 健康づくりのための睡眠指針2014 —— 睡眠12箇条

第1条　良い睡眠で，からだもこころも健康に．
第2条　適度な運動，しっかり朝食，ねむりとめざめのメリハリを．
第3条　良い睡眠は，生活習慣病予防につながります．
第4条　睡眠による休養感は，こころの健康に重要です．
第5条　年齢や季節に応じて，ひるまの眠気で困らない程度の睡眠を．
第6条　良い睡眠のためには，環境づくりも重要です．
第7条　若年世代は夜更かし避けて，体内時計のリズムを保つ．
第8条　勤労世代の疲労回復・能率アップに，毎日十分な睡眠を．
第9条　熟年世代は朝晩メリハリ，ひるまに適度に運動で良い睡眠．
第10条　眠くなってから寝床に入り，起きる時刻は遅らせない．
第11条　いつもと違う睡眠には，要注意．
第12条　眠れない，その苦しみをかかえずに，専門家に相談を．

［厚生労働省(2014)より］

索 引

あ

ICT 92
ICD-10 102
アクティブガイド 143
アクティブ・チャイルド・プログラム 77
アクティブラーニング 85
アセスメント 48
　──の種類 49
アンカリング効果 20

い

生きた教材 86
意思決定バランス 12, 31
一次予防 6
イノベーション普及理論 18

え, お

影響評価 53, 60
栄養カウンセリング 21, 23
　──の基礎的技法 23
栄養教育 1, 2
　──の定義 3
　──の場 2
　学童期・思春期の── 82
　高齢期の── 96
　成人期の── 89
　地域社会レベル別の── 7
　乳幼児期の── 75
　妊娠・授乳期の── 68
　ライフステージ別の── 6
栄養教育プログラム 58
栄養教育マネジメント 48
栄養士法 2, 120
SNS 22
エンパワメント 17, 18, 38, 99
エンパワメントアプローチ 23
オペラント強化 11, 30

か

オペラント条件づけ 10, 27, 30
介護保険制度 96
介護保険法 133
概念 10
カウンセラー 21, 24
カウンセリング 21
学習形態 56, 57
学習指導要領 86
学習者 53, 54
学習方法 56, 57
学習目標 52
学童期 82
課題 52
　──の優先順位 52
学校給食法 86, 129
学校教育法 130
学校保健安全法 128
加齢 96
環境整備 3
環境目標 52
環境要因 50
観察学習 16
感情的ヒューリスティック 20
管理栄養士 1, 2
　──の定義 2

き, く

企画評価 59
給食 86
QOL 3
脅威 12
教育者 112
強化子 30
強化刺激 10
共感 23
教材 55
虚弱 97
クライアント 21
クライアント中心療法 23
グリセミックインデックス 42

グループカウンセリング 25
グループダイナミクス 37

け

計画的行動の理論 14
計画立案 53
経過評価 53, 59
経済評価 53, 60
形成的評価 53, 60
傾聴 23
KABモデル 19
結果 26
結果期待 15
結果評価 53, 60
結果目標 51
月経不順 83
健康教育 4
健康増進法 8, 121
健康づくりのための環境整備 41
健康づくりのための休養指針 144
健康づくりのための睡眠指針2014 144
健康日本21（第二次） 135
言語的コミュニケーション 19

こ

後期高齢者 96
行動意図 14
行動カウンセリング 21
行動科学 9
行動契約 31
行動置換 11, 29
行動分析 26
行動変容 2
行動変容技法 28
行動目標 51
行動予測の統合モデル 15
行動療法 27
更年期 91
更年期障害
　男性の── 92
更年期症状 91
高齢期 96
個人間レベル 51
個人要因 50
子育て支援 68, 70

子育てひろば 79
コーチング 26
骨粗鬆症 97
古典的条件づけ 10
こども園 76
個別カウンセリング
　　学童期・思春期の── 86
　　高齢期の── 100
　　障がい者の── 114
　　成人期の── 93
　　乳幼児期の── 79
　　妊娠・授乳期の── 72
コミュニケーション 20
コミュニケーションスキル 24
コミュニケーション理論 19
コミュニティエンパワメント 38
コミュニティオーガニゼイション 17
コミュニティキャパシティ 17, 18

さ, し

サルコペニア 97
産後うつ 70
三次予防 6

支　援
　　障がい者への── 111
支援者 112
刺激統制 11, 27, 28
刺激-反応理論 10, 26, 27
自己効力感 13, 15, 33
自己制御 16
システム1 20, 45
システム2 20, 45
疾　患 102
実施記録 59
実施者 54
実施目標 52
疾病
　　──に対する脅威の認知 12
　　──に対する重大性の認知 12
　　──に対する罹患性の認知 12
疾病予防行動
　　──の障害の認知 12
　　──の有益性の認知 12
児童福祉法 75
社会的認知理論 15
社会レベル 51
重大性 12
集団カウンセリング
　　傷病者の── 108
集団教室
　　学童期・思春期の── 86
　　高齢期の── 102
　　障がい者の── 117
　　傷病者の── 108
　　成人期の── 93
　　乳幼児期の── 81

妊娠・授乳期の── 75
主観的規範 14
授乳・離乳の支援ガイド 72, 142
受　容 24
準備性 13
傷　害 102
障　害 12, 31, 102, 110
障がい 110
障がい児 114
障がい者 110, 114
障害者総合支援法 110
障害者手帳 110
障害者の日常生活及び社会生活を
　総合的に支援するための法律 134
傷病者 102
情報へのアクセス 40, 43
食育 2
食育基本法 8, 123
食育の5項目 78
食環境 40, 46
食環境整備 40, 42
食関連QOL 3
食事調査法 50
食事バランスガイド 141
食習慣 4
食生活改善推進員 85
食生活学習教材 86
食生活指針 141
食に関する指導の手引 86
食のアクセシビリティ 97, 98
食物アレルギー 83
食物選択 3
食物へのアクセス 40, 43
自　立 110
自　律 110
身体活動基準2013 143
身体障害 110
身体発育曲線 76
シンポジウム 57
心理カウンセリング 21

す

健やか親子21（第2次） 68, 139
ストレスマネジメント 33, 34
ストレッサー 34
スマートライフプロジェクト 90
スモールステップ 32

せ

生活習慣 5
生活習慣病 91
生活習慣病胎児期発症説 70
生活の質 3
生態学的モデル 66

成長曲線 76, 111
成長スパート 82
青年期 89
正の強化 12, 30
セグメンテーション 65
摂食障害 83
セミナー 57
セルフ・エフィカシー 13, 15, 33
セルフヘルプグループ 35
セルフモニタリング 32
前期高齢者 96
先行刺激 10, 26

そ

総括的評価 53, 60
総合的評価 53, 60
相互決定主義 15
痩身傾向児 83
壮年期 89
組織レベル 51
ソーシャルキャピタル 17, 18, 39
ソーシャルサポート 16, 36
ソーシャルスキルトレーニング 35
ソーシャルネットワーク 16
ソーシャルマーケティング 46, 62
損　傷 102

た 行

第一次反抗期 75
体験学習 57
態　度 14
第2次食育推進基本計画 139
第二次性徴 82
第二次反抗期 82
第二発育急進期 82
卓上メモ 56
ターゲティング 65
WHO 4
タンパク質・エネルギー低栄養状態
　　　　　　　　　　　　　(PEM) 97
地域保健法 126
地域レベル 51
知覚された行動のコントロール感 14
知的障がい児 111
中年期 89
沈　黙 25

低栄養 97
THP 89
低出生体重児 69

動機づけ面接法 27
同　情 23

特定健康診査及び特定保健指導の
　　実施に関する基準　132
特定健康診査・特定保健指導　89, 140
特別支援学級　113
特別支援学校　113
特別支援教育　113
閉ざされた質問　25
トータルヘルスプロモーション
　　　　　　　　　　　　（THP）89
トランスセオレティカルモデル　13

な 行

内　容　78
中　食　45
ナッジ　46

二次障害　107
二次予防　6
日常生活動作（ADL）96
乳幼児健康診査　78
妊産婦のための食生活指針　142
妊娠悪阻　69
妊娠高血圧症候群　69
妊娠糖尿病　69, 70
認知行動療法　26
認知再編成　30
認定こども園　75
妊婦健康診査　68
妊婦健診　72

ねらい　78

は，ひ

バイアス　20
パネルディスカッション　57
母親学級　70
早寝早起き朝ごはん　85
反　応　10, 26
反応妨害・拮抗　11, 27, 29

ピアエデュケーション　86
ピアカウンセリング　106
非言語的コミュニケーション　19
PDCAサイクル　3, 48
肥　満　83
肥満傾向児　83
ヒューリスティック　20
病気療養児　107
費用効果分析　60

費用効用分析　60
費用便益分析　60
開かれた質問　25
貧　血　69, 83

ふ

ファシリテーション　107
ファシリテーター　107
不定愁訴　76, 83
フードシステム　40
フードデザート　43, 98
フードファディズム　44
負の強化　12, 30
プリシード　61
プリシード・プロシードモデル　61
フレイルティ　97
ブレインストーミング　57
フレーミング効果　20
プロシード　61

へ

ヘルスビリーフモデル　12, 107
ヘルスプロモーション　4
ヘルスリテラシー　20, 44
便　秘　69
変容の過程　13
変容の段階　13

ほ

保育所　68, 72, 75, 76
保育所保育指針　78
保健所　70
母子健康手帳　68
ポジショニング　65
母子保健法　127
POP広告　45
ボディイメージ　83

ま 行

マーケティングミックス（四つのP）65
マスメディア　44
マタニティブルーズ　70
メディアエフェクト　20
メディアリテラシー　20, 44

目　標
　　──の種類と内容　51
目標設定　51
目標宣言　31
モデリング　16
モデル　9
モニタリング　58

や 行

や　せ　83

有益性　12, 31

幼稚園　75, 76
幼稚園教育要領　78
要　約　25
予防医学　6

ら～わ

ライフイベント　6
ライフスタイル　6
　学童期・思春期の──　82
　高齢期の──　96
　障がい者の──　110
　傷病者の──　104
　成人期の──　89
　乳幼児期の──　76
　妊娠・授乳期の──　68
ライフステージ　6, 68
ラウンドテーブルディスカッション　57
ラポール　23

罹患性　12
リスクコミュニケーション　20
離乳食　68, 70, 72
リハビリテーション　104, 114
両親学級　70
理　論　9

レスポンデント条件づけ　10

老　化　96
労働安全衛生法　89, 130
老年症候群　96
ロコモティブシンドローム　97
ロールプレイング　35, 57

ワークショップ　57, 72
ワークライフバランス　92

赤松 利恵

同志社女子大学家政学部 卒
京都大学大学院医学研究科博士課程 修了
現 お茶の水女子大学基幹研究院自然科学系 教授
専門 健康教育(栄養教育)学,公衆衛生学,健康心理学
博士(社会健康医学),管理栄養士

稲山 貴代

女子栄養大学栄養学部 卒
筑波大学大学院体育研究科修士課程 修了
現 首都大学東京人間健康科学研究科 准教授
専門 応用栄養学,公衆栄養学
博士(スポーツ医学),管理栄養士

第1版 第1刷 2016年4月8日 発行

新スタンダード栄養・食物シリーズ 11
栄 養 教 育 論

© 2016

編 集 赤 松 利 恵
　　　 稲 山 貴 代

発行者 小 澤 美 奈 子

発 行 株式会社 東京化学同人
東京都文京区千石3丁目36-7(〒112-0011)
電 話 03-3946-5311・FAX 03-3946-5317
URL: http://www.tkd-pbl.com/

印刷・製本 美研プリンティング株式会社

ISBN978-4-8079-1671-9
Printed in Japan
無断転載および複製物(コピー,電子
データなど)の配布,配信を禁じます.

新スタンダード 栄養・食物シリーズ
― 全18巻 ―

1	社会・環境と健康	大塚 譲・河原和夫・須藤紀子 編
2	生化学	大塚 譲・脊山洋右・藤原葉子・本田善一郎 編
3	解剖・生理学 ―人体の構造と機能―	飯田薫子・石川朋子・近藤和雄・脊山洋右 編
4	疾病の成り立ち	飯田薫子・近藤和雄・脊山洋右 編
5	食品学 ―食品成分と機能性―	久保田紀久枝・森光康次郎 編
6	調理学	畑江敬子・香西みどり 編
7	食品加工貯蔵学	本間清一・村田容常 編
8	食品衛生学	一色賢司 編
9	基礎栄養学	池田彩子・鈴木恵美子・脊山洋右・野口 忠・藤原葉子 編
10	応用栄養学	近藤和雄・鈴木恵美子・藤原葉子 編
11	栄養教育論	赤松利恵・稲山貴代 編
12	臨床栄養学	飯田薫子・市 育代・近藤和雄・脊山洋右・丸山千寿子 編
13	分子栄養学	近藤和雄・板倉弘重 編
14	公衆栄養学	大塚 譲・河原和夫・須藤紀子 編
15	給食経営管理論	香西みどり・辻 ひろみ 編
16	食品微生物学	村田容常・渋井達郎 編
17	有機化学	森光康次郎・新藤一敏 編
18	食品分析化学	新藤一敏・森光康次郎 編